颅底脑膜瘤
外科手术精粹

SURGICAL ESSENTIALS IN SKULL BASE MENINGIOMAS

主　编　张俊廷

副主编　吴　震　王　亮

编　者（以姓氏汉语拼音为序）

曹晓昱　　首都医科大学附属北京天坛医院
杜　江　　北京市神经外科研究所
郝淑煜　　首都医科大学附属北京天坛医院
李　达　　首都医科大学附属北京天坛医院
李　欢　　首都医科大学附属北京天坛医院
马骏鹏　　首都医科大学附属北京天坛医院
宋莱荣　　首都医科大学附属北京天坛医院
王　亮　　首都医科大学附属北京天坛医院
吴　震　　首都医科大学附属北京天坛医院
张洪俊　　北京天坛普华医院
张俊廷　　首都医科大学附属北京天坛医院

绘　　　图（以姓氏汉语拼音为序）

李　达　　首都医科大学附属北京天坛医院
吴思沂　　北京大学第三医院
杨　阳　　首都医科大学附属北京天坛医院
张　擎　　中国人民解放军总医院第一医学中心

编写秘书（以姓氏汉语拼音为序）

田凯兵　　首都医科大学附属北京天坛医院
王　科　　首都医科大学附属北京天坛医院

人民卫生出版社
·北　京·

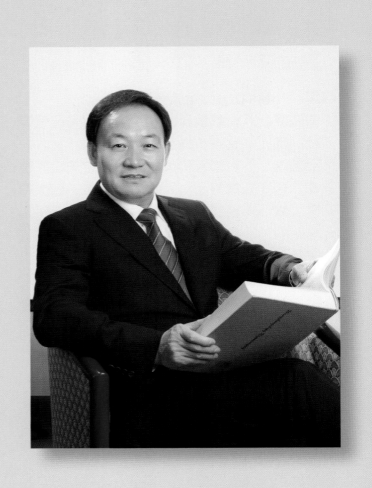

张俊廷

　　首都医科大学附属北京天坛医院主任医师,教授,博士研究生导师。全国先进工作者,全国五一劳动奖章获得者,第十三届全国政协委员,第十一、十二届北京市政协委员,中华医学会神经外科学分会第七、八届副主任委员,中国医疗保健国际交流促进会神经外科分会第一届主任委员,北京医学会神经外科学分会第六、七届主任委员。

　　从事神经外科临床、教学、科研工作逾 40 年,在颅底脑干肿瘤的手术治疗领域具有极高的造诣。获国家科学技术进步奖二等奖 2 项、省部级科学技术进步奖 6 项、市局级科学技术进步奖 2 项。主持国家级、省部级课题 8 项。培养博士和硕士研究生 30 余人。发表核心期刊论文 50 余篇,SCI 论文 90 余篇。

序

在中国颅底外科发展的历史中,每个不同时期都会出现一些标志性人物,他们为中国颅底外科的事业发展做出了卓越的贡献,促进和引领着中国颅底外科事业的发展。张俊廷教授就是中国颅底外科领域有代表性的人物。我和俊廷教授都是从事颅底脑干肿瘤治疗工作的,我们在这个领域一起工作了近二十年,我们彼此交流,相互分享,是颅底外科让我们成为挚友。我一直希望俊廷教授能够将自己几十年临床工作特别是颅底肿瘤外科手术的诊治心得体会有个总结,留下来以慰后人。欣闻俊廷教授即将出版《颅底脑膜瘤外科手术精粹》的专著,我非常高兴和荣幸能够为此作序。

颅底外科的发展今天依然代表了学科的最高水平,代表了技术的创新和变革,代表了外科手术的艺术美学。颅底脑膜瘤是每一位从事颅底外科专业的医生最常面对的病种之一,即使再有经验的医生也不敢夸口说每一台手术都是完美的,足见其复杂多变的特点和对术者的严苛要求。对颅底肿瘤治疗的结果不仅关系到患者是否可以"生活下去",更关系到他们是否能够以"更完美的状态生活下去"。要想完美地切除颅底脑膜瘤,特别是与脑神经、血管及脑干组织关系密切的肿瘤,术者过硬的显微外科技术、良好的心理素质和坚强的意志品质都是必不可少的,除此之外,对于肿瘤本身生物学行为的深刻认识以及由此提炼出的与肿瘤生物学行为相一致的手术理念更为重要。

毋庸置疑,张俊廷教授作为享誉国内外的颅底外科大师,在颅底脑膜瘤的外科治疗领域积累了非常丰富的经验。他在总结前人和自身经验的基础上,逐步形成了一整套具有鲜明个人特色的技术和理念。在有幸跟他一起工作的二十年时间里,我除了叹服于他精湛的手术所创造的一个又一个医学奇迹之外,更为他豁达悲悯的胸怀、开放包容的心态、勤奋严谨的态度和精益求精的作风所折服。正因为如此,他才能实现对自我的一次又一次超越,成为我国颅底外科的引领者和标志性人物。

　　本书作为专注于颅底脑膜瘤显微外科手术治疗方面的一部著作,处处体现出编者"精练且实用"的指导思想,文字篇幅不长,但不乏手术体会、疾病分型等个人经验总结。更难能可贵的是,全书共收录了 20 段俊廷教授主刀的珍贵手术视频。希望广大读者朋友,特别是中青年神经外科医师们在欣赏这些专业领域的视觉盛宴,观摩学习张俊廷教授手术技术的同时,能够去揣摩体会他的手术理念和治疗策略。相信若大家以求知若渴来回报张俊廷教授的倾囊相授,一定会收获满满。希望未来有更多的青年才俊从事颅底外科事业,也希望未来中国产生更多的颅底外科领域享誉国内外的大师。

首都医科大学附属北京天坛医院副院长

首都医科大学附属北京天坛医院神经外科主任医师、教授

国家神经系统疾病临床医学研究中心副主任

中国医师协会神经外科医师分会会长

中国医疗保健国际交流促进会颅底外科分会创建会长

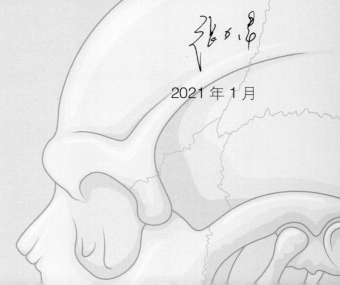

2021 年 1 月

前　言

脑膜瘤是颅内最常见的良性肿瘤之一,颅底脑膜瘤作为其中一个重要的组成部分,目前仍然以手术切除作为最主要的治疗手段。颅底脑膜瘤由于位置深在,与神经、血管及脑干等重要结构关系密切,其手术治疗的原则、策略和技巧与其他部位脑膜瘤以及其他颅底肿瘤均存在一定的差异。目前国内外尚无专门针对颅底脑膜瘤手术治疗的著作出版,我们编写本书既试图填补国内外此类专著的空缺,也希冀通过较系统地向广大神经外科从业者讲授编者在处理颅底脑膜瘤方面的独到经验和心得体会,以提高我国神经外科医师,特别是从事颅底外科专业的医师对于颅底脑膜瘤的认识和处理能力。

本书主要内容包括概论(第一章)和分论(第二至八章),概论包括流行病学特点,组织病理与分子病理,手术切除程度的意义及其影响因素,手术器械及使用体会,手术原则与策略,以及手术体位和头位这六节。分论则分别针对嗅沟脑膜瘤、鞍结节脑膜瘤、蝶骨嵴脑膜瘤、蝶眶脑膜瘤、岩斜区脑膜瘤、颈静脉孔区脑膜瘤和枕大孔区脑膜瘤等七类最具代表性的中线、旁中线区颅底脑膜瘤。

我们编写本书的基本原则是兼具精练性和实用性。因此,在组织编写过程中不一味追求大而全,而是将更多的笔墨放在介绍我们在手术处理相应肿瘤过程中的经验总结和心得体会。为此,本书在编者团队和呈现形式两方面都做了相应的考虑和准备。本书的编写团队均为跟随我工作和学习多年的高、中年资医师,副主任医师及以上占70%,特别是分论部分的编者均为高年资副主任医师及以上,均有丰富的颅底脑膜瘤手术经验,能够保证每一章节的内容集中体现我和我们团队的学术思想。在此基础上,我通过对于每一章节内容进行的修订,也加入了一定的个人经验介绍。此外,本书采用了文字、插图与视频相结合的呈现形式,在插图方面有以下特点：①量大，全书有 100 余幅插图；②用心，编写团队手绘彩色插图近 40 张，高清照片和手术视频截图近 40 幅；③全部插图均具有自主知识产权，且均未在其他书刊或杂志公开发表。本书还附 20 段高清视频，分别针对概论中器械使用、手术技巧、头位体位摆放以及分论中七个不同部位的颅底脑膜瘤精心制作，其特点是：①视频高清；②均为主编本人的操作视频；③为充分展示手术动作的完整性，尽量减少视频剪辑；④肿瘤切除的视频时长均在 30 分钟左右，其目的是将此类肿瘤的手术切除要点做一全面、详尽的展示。

受我们编写团队的水平所限，本书多有不足之处，唯希望能对广大神经外科医师、住院医师、研究生以及从事颅底外科多学科交叉合作的临床学科如眼科、耳鼻喉和头颈外科的医师都有所帮助。

在本书成稿之际，我要感谢贾桂军教授、贾旺教授等首都医科大学附属北京天坛医院颅底外科团队主要成员多年来的合作与帮助。感谢神经外科七病区（老院）护士长张秀云和肿瘤一病区（新院）护士长贺欣带领的病房护理团队，感谢王伟、孟晓娟、李晶护士长带领的手术室护理团队，感谢麻醉师团队和电生理监测团队，感谢这些同仁们对于我们工作的大力支持。感谢手术室节振香老师和崔丽娟老师分别为"手术器械"和"体位头位"章节提供的照片和视频。最后，我要感谢人民卫生出版社的帮助，在本书准备过程中，他们提供了很多宝贵而专业的建议。

首都医科大学附属北京天坛医院
2021 年 1 月

目 录

视频目录

第一章 概　论

第一节　流行病学特点

脑膜瘤是中枢神经系统最常见的原发性肿瘤之一。经典教材里描述最常见的原发性肿瘤为胶质瘤（50%），其次为脑膜瘤（21%）、垂体腺瘤（20%）和神经鞘瘤（8%）。随着神经影像技术的发展和人们体检意识的增强，发现了更多的无症状性脑膜瘤，使得脑膜瘤真正的发病率比既往报道更高。新的研究表明，中枢神经系统最常见的原发肿瘤为脑膜瘤（37%），其次为胶质瘤（25%）、垂体腺瘤（16%）和神经鞘瘤（8%）。而在中枢神经系统所有非恶性的原发肿瘤中，脑膜瘤可占 53%。

脑膜瘤的发病率约为 8/10 万，且随着年龄增长发病率显著增加，在 65~69 岁人群中发病率约为 24/10 万，而 85 岁以上人群发病率可达 50/10 万。脑膜瘤的中位发病年龄为 66 岁，但在 35~44 岁的人群中，脑膜瘤已成为发病率最高的原发性中枢神经系统肿瘤，且在更高年龄组的人群中仍居于原发性中枢神经系统肿瘤发病率的首位。脑膜瘤的发病有着明显的性别差异，男女比例约为 1：2。而在恶性脑膜瘤中，男性病人的比例明显增加，男女的比例约为 4：5，因此，我们在临床工作中会有男性脑膜瘤病人更容易罹患恶性脑膜瘤的经验。

目前可以确定的与脑膜瘤发生相关的危险因素为电离辐射。在原子弹爆炸幸存者的研究中，根据和爆炸位点的距离将人群进行分层分析，越靠近爆炸点的人群脑膜瘤的发病率越高。相似的，在小儿时期因头癣行低剂量放射治疗的人群中，脑膜瘤的发病率亦有增加。而放射治疗诱导的脑膜瘤与颅内原发脑膜瘤相比，多发、全切后的复发率和恶性组织学表现均较后者更高。在对于特定职业、手机使用等和脑膜瘤发生的相关性研究中，并没有观察到发病率增加。基因突变方面，*NF2* 基因突变证实与脑膜瘤发生相关。且带有 *NF2* 基因突变的病人更容易罹患恶性脑膜瘤和多发性脑膜瘤。但 *NF2* 突变不能解释所有的脑膜瘤病例。激素方面，女性病人比例较高，雌、孕激素受体在脑膜瘤中的表达，乳腺癌和脑膜瘤的关联，怀孕与脑膜瘤生长速度加快之间的关系等方面的研究都提示雌、孕激素在脑膜瘤发生和进展中发挥了一定的作用。对于外伤和病毒感染与脑膜瘤发生的关系存在着一定争议，一些严谨的后续研究尚未证实两者能够增加脑膜瘤的发生风险，结论还有待进一步阐明。

脑膜瘤主要位于幕上区域，最常见的部位是大脑凸面、静脉窦、大脑镰或脑室内，颅底部位的脑膜瘤常位于蝶骨嵴、嗅沟、鞍结节、岩斜区和枕大孔区等，颅底脑膜瘤常见部位见图 1-1。非颅底脑膜瘤与颅底脑膜瘤比例约为 2.3：1，后续章节中将分部位介绍颅底脑膜瘤的流行病学特点，比如，因内侧型蝶骨嵴脑膜瘤较中、外侧蝶骨嵴脑膜瘤更为常见，在该章节中将重点介绍内侧型蝶骨嵴脑膜瘤。多发性脑膜瘤或脑膜瘤病占全部脑膜瘤的 2.5%，尚有异位的脑膜瘤发病率为 0.4%，大多数异位脑膜瘤位于眼眶内、鼻窦、眼睑、腮腺、颞肌、颞骨、颧骨，还有距离更远的异位脑膜瘤，如肺、纵隔、肾上腺。

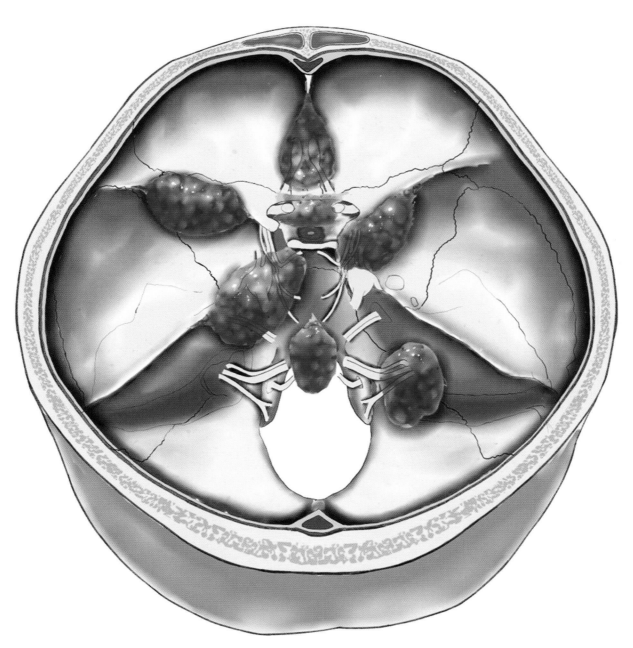

图 1-1 常见颅底脑膜瘤位置示意图

(马骏鹏)

参考文献

［1］ KRUCHKO C,OSTROM Q T,GITTLEMAN H,et al. The CBTRUS story：providing accurate population-based statistics on brain and other central nervous system tumors for everyone［J］. Neuro Oncol,2018, 20（3）：295-298.

［2］ OSTROM Q T,GITTLEMAN H,LIAO P,et al. CBTRUS Statistical Report：Primary brain and other central nervous system tumors diagnosed in the United States in 2010-2014［J］. Neuro Oncol,2017,19 （suppl_5）：v1-v88.

［3］ ACHEY R L,GITTLEMAN H,SCHROER J,et al. Nonmalignant and malignant meningioma incidence and survival in the elderly,2005-2015,using the Central Brain Tumor Registry of the United States ［J］. Neuro Oncol,2019,21（3）：380-391.

［4］ BRAGANZA M Z,KITAHARA C M,BERRINGTON DE GONZALEZ A, et al. Ionizing radiation and the risk of brain and central nervous system tumors：a systematic review［J］. Neuro Oncol,2012,14（11）： 1316-1324.

［5］ SHINTANI T,HAYAKAWA N,HOSHI M,et al. High incidence of meningioma among Hiroshima atomic bomb survivors［J］. J Radiat Res, 1999,40（1）：49-57.

［6］ RON E,MODAN B,BOICE J D,et al. Tumors of the brain and nervous system after radiotherapy in childhood［J］. N Engl J Med,1988, 319（16）：1033-1039.

［7］ GOLDBRUNNER R,MINNITI G,PREUSSER M,et al. EANO guidelines for the diagnosis and treatment of meningiomas［J］. Lancet Oncol,2016,17（9）：e383-391.

［8］ SHIBATA S,SADAMORI N,MINE M,et al. Intracranial meningiomas among Nagasaki atomic bomb survivors［J］. Lancet, 1994, 344 （8939-8940）：1770.

［9］ EVANS J J,LEE J H,SUH J,et al. Meningiomas. In：Newell DW, Moore AJ,ed. Neurosurgery：Principles and Practice［M］. London： Springer-Verlag,2004,205-232.

第二节　组织病理与分子病理

一、组织病理学特征

脑膜瘤起源于蛛网膜帽状细胞,是中枢神经系统最常见的肿瘤之一。根据 2016 年 WHO 中枢神经系统肿瘤分类(表 1-1),脑膜瘤分为 3 个级别、15 种亚型,大部分脑膜瘤为 Ⅰ 级,组织学上为良性,复发率低,预后较好;小部分脑膜瘤呈 Ⅱ 级或 Ⅲ 级,组织学上异型性明显,核分裂指数高,侵袭性强,短期易复发,临床预后不佳。据统计,良性脑膜瘤总体复发率为 7%~25%,非典型脑膜瘤为 29%~52%,间变性脑膜瘤为 50%~94%。一些伴有非典型特征(例如,细胞密度高,片状分布,核仁明显,可见坏死,核浆比高)的良性 Ⅰ 级脑膜瘤,虽然并未满足 WHO Ⅱ 级脑膜瘤的诊断标准,但其术后复发风险明显增加。

表 1-1　2016 年 WHO 中枢神经系统肿瘤分类脑膜瘤分组(根据复发倾向和侵袭性)

较低风险复发和侵袭的脑膜瘤	
脑膜内皮细胞型	WHO Ⅰ 级
纤维型(纤维母细胞型)	WHO Ⅰ 级
过渡型(混合型)	WHO Ⅰ 级
砂粒体型	WHO Ⅰ 级
血管瘤型	WHO Ⅰ 级
微囊型	WHO Ⅰ 级
分泌型	WHO Ⅰ 级
富于淋巴浆细胞型	WHO Ⅰ 级
化生型	WHO Ⅰ 级
较高风险复发和侵袭的脑膜瘤	
脊索样型	WHO Ⅱ 级
透明细胞型	WHO Ⅱ 级
非典型	WHO Ⅱ 级
乳头型	WHO Ⅲ 级
横纹肌样型	WHO Ⅲ 级
间变型(恶性)	WHO Ⅲ 级
伴有高增殖指数的任何亚型的脑膜瘤	

脑膜瘤组织学亚型众多，在所有亚型中，脑膜内皮细胞型、纤维型及过渡型最为常见。在组织病理中，一些常用的免疫组化标志物，如波形蛋白（vimentin）、细胞角蛋白（CK）、上皮膜抗原（EMA）、孕激素受体（PR）、生长抑素受体（SSTR）等，有助于脑膜瘤的诊断。

脑膜内皮细胞型脑膜瘤：这一型很常见，瘤细胞分叶状排列，类似正常的蛛网膜皮细胞，瘤细胞大小一致，核卵圆形，有时可见核内包涵体。

纤维型脑膜瘤（纤维母细胞型）：肿瘤由梭形细胞构成，肿瘤细胞平行、席纹状或束状交叉排列在富于胶原纤维的基质内。瘤细胞核具有脑膜内皮细胞型脑膜瘤的特点。

过渡型脑膜瘤（混合型）：该亚型常见，具有脑膜内皮细胞型和纤维型脑膜瘤间过渡的特点，可以分叶状与束状排列并存，也可呈漩涡状排列。

砂粒体型脑膜瘤：该亚型富含砂粒体。呈漩涡状结构。肿瘤细胞有脑膜内皮细胞型脑膜瘤的特点。好发于胸段脊髓。

血管瘤型脑膜瘤：肿瘤细胞之间可见大量血管分布。

微囊型脑膜瘤：背景疏松，网状，似有许多小囊。细胞质突起明显。

分泌型脑膜瘤：肿瘤细胞具有脑膜内皮细胞型脑膜瘤的特点，细胞质内含有 PAS 阳性的嗜伊红物质。

富于淋巴浆细胞型脑膜瘤：该亚型罕见，可见丰富的慢性炎性细胞浸润。

化生型脑膜瘤：含局灶或广泛分布间叶组织成分，包括骨、软骨、脂肪、黏液样或黄色瘤组织（图 1-2）。

脊索样型脑膜瘤：肿瘤黏液样背景，瘤细胞嗜伊红，束状或小梁状排列，类似于脊索瘤的形态。常与典型的脑膜瘤区域相混合。

透明细胞型脑膜瘤：肿瘤的间质中或血管周围可含多少不等的胶原蛋白，肿瘤细胞多角形，细胞质透明。典型的脑膜瘤特点不明显。

非典型脑膜瘤：介于良性和恶性脑膜瘤之间，肿瘤核分裂像≥4 个/10HPF，浸润脑组织或伴有三个如下特点：细胞密度高，核浆比增高，核仁明显、片状生长、"地图样"坏死。

乳头型脑膜瘤：少见类型，出现血管周围的假乳头结构。肿瘤细胞间的黏附性差，这种血管周围的无核区非常类似于室管膜瘤的血管周围假菊形团。该型常出现在复发病例，并常可见其他的高级别脑膜瘤的组织学特点。

横纹肌样型脑膜瘤：肿瘤细胞由片状的横纹肌样细胞构成，肿瘤细胞圆胖，核偏位。

间变型（恶性）脑膜瘤：肿瘤恶性特点明显，癌样或肉瘤样的生长方式或核分裂像≥20 个/10HPF，常伴有坏死（图 1-3）。

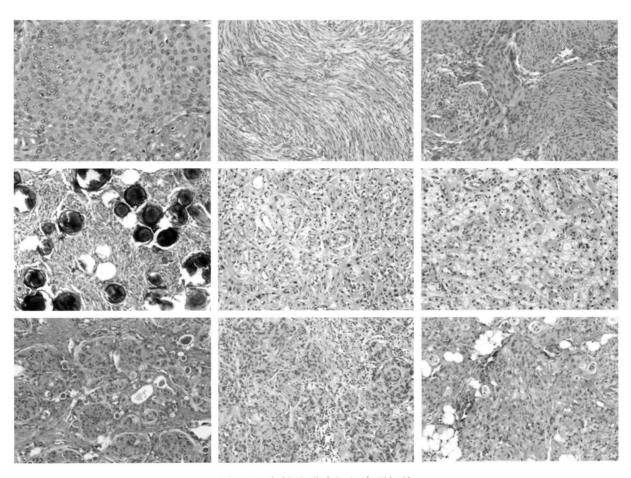

图 1-2 良性脑膜瘤组织病理切片

上排自左向右依次是内皮型、纤维型、过渡型脑膜瘤,中排自左向右依次为砂粒体型、血管瘤型和微囊型脑膜瘤,下排自左向
右依次是分泌型、富于淋巴浆细胞型和化生型(脂肪化生)脑膜瘤(HE 染色,×100)

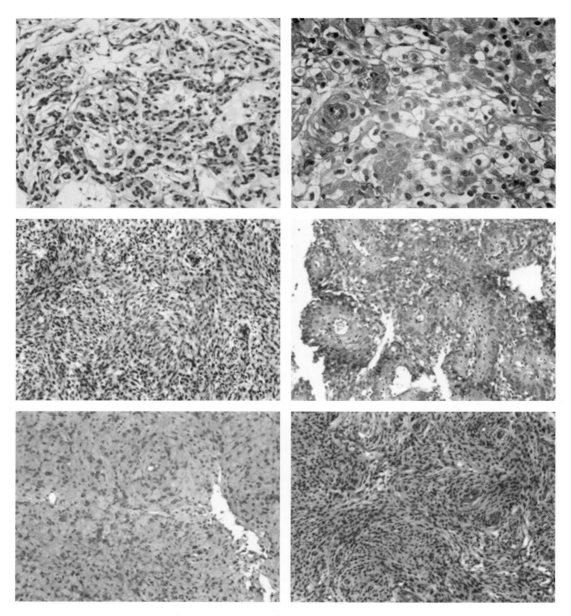

图 1-3　恶性脑膜瘤组织病理切片

上排依次是脊索样型和透明细胞型脑膜瘤,中排依次为非典型和乳头型脑膜瘤,下排依次是横纹肌样型和间变型脑膜瘤(HE 染色,上排右图×200,其余×100)

二、分子遗传学特征

近年来高通量技术的发展,促进了对脑膜瘤分子遗传学的研究与探索。已有的全基因组测序和外显子组测序结果提示相当一部分脑膜瘤存在癌症相关的基因学改变,这些信息有助于对脑膜瘤进行分子分型,并且可能提供潜在的治疗靶点。

1. 染色体拷贝数变异　染色体拷贝数的异常改变是脑膜瘤的重要遗传学特征。单体型 22 号染色体是Ⅰ级脑膜瘤中最常见的染色体异常,在 40%~70% 的散发病例中可以检测到。1p 和 14q 染色体的缺失是脑膜瘤中另外 2 种较常见的染色体异常,在大约 50% 的Ⅱ级脑膜瘤和 70% 的Ⅲ级脑膜瘤中可以见到 1p 和 14q 染色体缺失。除此之外,非典型和间变性脑膜瘤也常见一些其他染色体的异常,例如 6q、9p、10 和 18q 染色体的缺失及 1q、9q、12q、15q、17q 和 20q 染色体的扩增。另外,有报道在高级别脑膜瘤中可以检测到性染色体的异常,约 2/3 的男性病人可以检测到 Y 染色体的缺失,约 1/3 的女性病人可以检测到 X 染色体的缺失。频发的染色体异常可能伴随相应染色体上的基因表达异常。例如,最常见的 22 号染色体单体变异往往伴随 22 号染色体上的 *NF2* 基因表达异常;高级别脑膜瘤中 X 染色体的缺失可能伴有 *DMD* 基因的失活,*DMD* 基因失活往往提示预后不良。

2. 基因突变

(1) *NF2* 基因:*NF2* 基因是一个抑癌基因,位于染色体 22q12,编码 Merlin 蛋白。*NF2* 基因不仅是家族性神经纤维瘤病的明确致病基因,也是散发脑膜瘤中最常见的突变基因,大约 60% 的散发脑膜瘤中可见 *NF2* 基因突变。亦有报道在 75% 的原发Ⅱ级非典型脑膜瘤中存在 *NF2* 基因的突变。Merlin 蛋白在稳定细胞骨架及调节细胞运动过程中发挥重要作用。另外,Merlin 的表达与细胞的增殖活性也存在密切关联。已有动物实验结果显示 *NF2* 基因的失活可导致脑膜瘤的发生,提示 *NF2* 基因在部分脑膜瘤的发生中可能起到了重要的作用。

NF2 基因突变导致肿瘤形成的机制已有很多相关研究。在 NF2 突变型脑膜瘤和 NF2 野生型脑膜瘤的比较中发现,NF2 突变型脑膜瘤的染色体不稳定性更加明显。*NF2* 基因编码的蛋白 Merlin 表达下调会激活下游的多条肿瘤活化通路。Morrison H 等报道 Merlin 可以抑制 ERM 依赖性的 Ras 激活,也可以抑制 Rac 依赖性的信号转导,Merlin 表达下调会导致 Ras 及 Rac 通路的异常活化。Rong R 等报道 Merlin 可以通过与 PIKE-L 结合,间接抑制 PIKE-L 与 PI3K 的结合,抑制 PI3K 信号通路的活化,Merlin 表达下调会导致 PI3K 通路的异常活化。James MF 等报道 Merlin 可能通过新的方式调控 TSC/mTOR 通路的激活,而不是经典的 PI3K-AKT 及 MAPK-ERK 通路,mTOR 通路的异常活化可能是 NF2 相关肿瘤异常增殖的重要原因。Hamaratoglu F 等报道 Merlin 可以通过 Hippo 通路调控细胞增殖和细胞凋亡。这些在 Merlin 相关信号通路中的异常激活分子都是潜在的分子靶点。另外,Shapiro IM 等发现对分子药物 FAK 抑制剂敏感的肿瘤细胞大多缺乏 Merlin 的表达,提示 FAK 可能成为 NF2 突变相关脑膜瘤的潜在治疗靶点,这有待于进一步研究。

（2）*SMARCB1* 基因：*SMARCB1* 基因也位于 22 号染色体，为染色体 22q11，与 NF2 基因邻近。*SMARCB1* 基因编码的蛋白是 ATP 依赖性染色质调节复合物 SWI/SNF 的核心亚基，在基因的表观修饰和转录调控中起重要作用。*SMARCB1* 基因突变与神经鞘瘤的发生密切相关，可能是非 NF2 突变的家族性神经鞘瘤的重要驱动基因。*SMARCB1* 基因突变在脑膜瘤中也时有发生。*SMARCB1* 基因突变与 *NF2* 基因突变也可能同时出现。*SMARCB1* 基因突变可导致 AKT 信号通路的持续异常激活，促进肿瘤的发生进展。

（3）*SMO* 基因：*SMO* 基因位于染色体 7q32，是 Hedgehog 通路的重要分子，该基因突变可导致下游 Hedgehog 通路的异常活化，促进细胞增殖及血管生成，刺激肿瘤发生发展。大约 5% 的脑膜瘤合并 *SMO* 基因的突变。Boetto J 等报道大约 28% 的颅底脑膜瘤合并 *SMO* 基因突变，其常见突变位点 Leu412Phe 和 Trp535Leu。*SMO* 突变最常见于前颅窝底嗅沟的内皮型脑膜瘤，伴有 *SMO* 突变的脑膜瘤往往复发率更高。

（4）*AKT1* 基因：*AKT1* 基因位于染色体 14q32，其编码的是丝氨酸/苏氨酸蛋白激酶，*AKT1* 基因突变会导致 PI3K-AKT-mTOR 信号通路的异常活化，导致肿瘤的发生。*AKT1* 是脑膜瘤中常见的突变基因，常见于 I 级脑膜瘤，高级别脑膜瘤中很少见到。大约 13% 的脑膜瘤合并 *AKT1* 基因 p. Glu17Lys 位点的突变。在颅底脑膜瘤的相关研究统计中，*AKT1* 基因 p. Glu17Lys 位点的突变大约存在于 30% 的颅底脑膜瘤，病理类型常见于内皮型脑膜瘤，而且该突变往往预示更短的复发时间。此外，有一个有趣的现象，*AKT1* 基因突变与 *SMO* 基因突变、*NF2* 基因突变、*KLF4* 基因突变的发生上存在互斥性，很少同时存在，这也有待于进一步的研究。

（5）*TRAF7* 基因：*TRAF7* 基因位于染色体 16p13，是肿瘤坏死因子受体相关因子蛋白家族中的一员。*TRAF7* 是一种 E3 泛素酶，参与很多信号通路的调控，过表达后促进细胞凋亡。*TRAF7* 包含 7 个 WD40 重复，而 WD40 在 JNK 和 MAPK 信号通路的调节中起重要作用。*TRAF7* 是非 NF2 突变型脑膜瘤的另外一种常见突变基因，大约 1/4 的 I 级和 II 级脑膜瘤存在 *TRAF7* 基因突变。值得关注的是，大部分伴有 *TRAF7* 基因突变的脑膜瘤可能同时合并 *AKT1* 或者 *KLF4* 基因的突变，而 *TRAF7* 基因突变与 *SMO* 基因突变、*NF2* 基因突变的发生上存在互斥性。

（6）*KLF4* 基因：*KLF4* 基因位于染色体 9q31，是一种重要的转录因子，能促进体细胞的重新编程。*KLF4* 是 I 级脑膜瘤中常见的突变基因。有研究统计，97% 的分泌型脑膜瘤同时合并 *KLF4* 基因突变和 *TRAF7* 基因突变。此外，*KLF4* 基因突变特定地只发生于分泌型脑膜瘤，而 *TRAF7* 基因突变也可以发生于其他组织类型的脑膜瘤。*KLF4* 基因突变与 *AKT1* 基因突变、*NF2* 基因突变的发生上存在互斥性。

（7）TERT 启动子区：*TERT* 基因位于染色体 5p15，端粒酶逆转录酶是端粒酶活化的重要催化亚单位，其启动子区是调控端粒酶活性表达的重要结构，可结合多种转录因子，如 c-Myc、SP1、STAT3、p53 等，进而调控 TERT 的转录，TERT 启动子突变后可上调 *TERT* 基因的表达，与多种肿瘤的发生发展密切相关。TERT 启动子突变通常见于非良性脑膜瘤,脑膜瘤 TERT 启动子突变与其预后不良明显相关。Sahm F 等报道,在脑膜瘤中,TERT 启动子突变可导致 TERT mRNA 水平的表达增加,肿瘤进展更快。TERT 启动子突变在由 I 级脑膜瘤进展而来的 II 级非典型脑膜瘤中常常存在,而在原发 II 级非典型脑膜瘤中很少存在,提示 TERT 启动子突变可能是预测脑膜瘤恶性进展的重要分子特征。

(8) *POLR2A* 基因:*POLR2A* 基因位于染色体 17p13,编码 RNA 聚合酶 II 的最大亚基,该聚合酶负责在真核生物中合成信使 RNA。大约在 6% 的脑膜瘤中存在 *POLR2A* 基因的突变,突变位点大多为 p. Gln403Lys 或 p. Leu438_His439del,病例大多为 I 级脑膜瘤,在高级别脑膜瘤中很少见到 *POLR2A* 基因的突变。*POLR2A* 基因突变所发生的脑膜瘤部位及病理类型存在一定的倾向性,伴有该基因突变的脑膜瘤常见于鞍结节区,病理类型多为内皮型脑膜瘤。

(9) *PIK3CA* 基因:*PIK3CA* 基因位于染色体 3q26,其编码的蛋白是 PI3K 磷脂酰肌醇 3-激酶的重要催化亚基,在 PI3K-AKT 信号通路中起重要调控作用。*PIK3CA* 基因突变大约在 5% 的脑膜瘤中存在,且与其他基因突变存在一定的互斥性,*PIK3CA* 基因突变与 AKT1 基因突变、SMO 基因突变互斥,但常和 *TRAF7* 基因突变同时存在。*PIK3CA* 基因突变所发生的脑膜瘤部位及病理类型也存在一定的倾向性,常见于 I 级颅底脑膜瘤,病理类型多为内皮型或过渡型脑膜瘤。

(10) *BAP1* 基因:*BAP1* 基因位于染色体 3p21,其编码一种去泛素化酶,参与转录调控及 DNA 损伤修复,亦可与 BRCA1 结合发挥抑癌作用。*BAP1* 基因突变常见于 III 级横纹肌样型脑膜瘤,突变后可导致 *BAP1* 基因的失活。横纹肌样型脑膜瘤病人若伴有 *BAP1* 基因突变,往往预示肿瘤复发更快,预后更差。

(11) *SMARCE1* 基因:*SMARCE1* 基因位于染色体 17q21,是一种抑癌基因,其编码的蛋白也是 ATP 依赖性染色质调节复合物 SWI/SNF 的重要亚基。*SMARCE1* 基因突变常见于颅内透明细胞型脑膜瘤及家族遗传性多发脊膜瘤,该基因突变后 *SMARCE1* 基因功能丧失,进而激活 Hedgehog-Gli 信号通路,导致细胞增殖失控。

近年来众多学者对脑膜瘤的染色体拷贝数变异及基因突变等分子遗传学特征进行了广泛的研究,但由于脑膜瘤的发生和发展机制十分复杂,除了基因组学,转录组学、表观组学及代谢组学等特征还需要进一步探索,以全面了解脑膜瘤的发生及恶性进展机制。

三、颅底脑膜瘤位置相关的基因突变特征

根据既往文献报道,颅底脑膜瘤的基因突变存在一定的位置相关性,前、中、后颅底都存在一些特征性的基因突变,Michael Karsy 等对其进行了总结(图 1-4)。Michael Karsy 等还提出,目前脑膜瘤中发现的突变基因大多是参与胚胎干细胞发育和信号转导的重要调节因子,提示脑膜瘤可能起源于早期祖细胞或肿瘤干细胞。

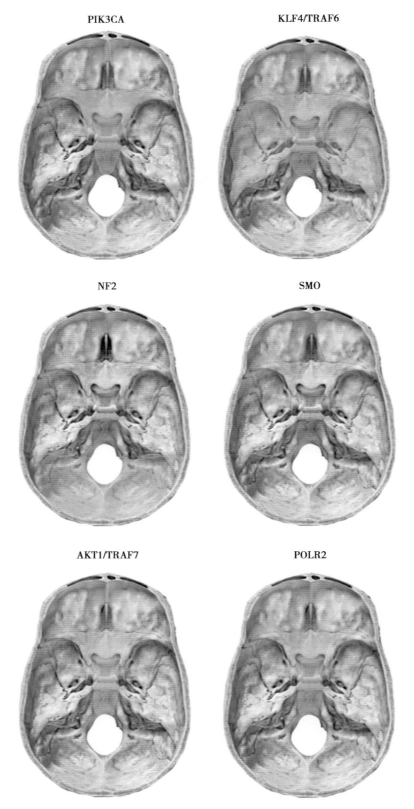

PIK3CA　　　　　　　KLF4/TRAF6

NF2　　　　　　　SMO

AKT1/TRAF7　　　　　　　POLR2

图 1-4　不同部位的颅底脑膜瘤常见的基因突变

（杜江　宋莱荣）

参考文献

［1］ LOUIS D N,OHGAKI H,WIESTLER O D,et al. World Health Organization Histological Classification of Tumours of the Central Nervous System［J］. International Agency for Research on Cancer,France. 2016.

［2］ MARCISCANO A E,STEMMER-RACHAMIMOV A O,NIEMIERKO A,et al. Benign meningiomas(WHO Grade I)with atypical histological features：correlation of histopathological features with clinical outcomes［J］. J Neurosurg,2016,124(1)：106-114.

［3］ LOUIS D N,OHGAKI H,WIESTLER O D,et al. WHO Classification of Tumours of the Central Nervous System. 4th ed［J］. Lyon：IARC Press. 2007.

［4］ CAI D X,BANERJEE R,SCHEITHAUER B W,et al. Chromosome 1p and 14q FISH analysis in clinicopathologic subsets of meningioma：diagnostic and prognostic implications［J］. J Neuropathol Exp Neurol,2001,60(6)：628-636.

［5］ JURATLI T A,MCCABE D,NAYYAR N,et al. DMD genomic deletions characterize a subset of progressive/higher-grade meningiomas with poor outcome［J］. Acta Neuropathol,2018,136(5)：779-792.

［6］ HARADA T,IRVING R M,XUEREB J H,et al. Molecular genetic investigation of the neurofibromatosis type 2 tumor suppressor gene in sporadic meningioma［J］. J Neurosurg,1996,84(5)：847-851.

［7］ LALLEMAND D,CURTO M,SAOTOME I,et al. NF2 deficiency promotes tumorigenesis and metastasis by destabilizing adherens junctions［J］. Genes Dev,2003,17(9)：1090-1100.

［8］ HARMANCI A S,YOUNGBLOOD M W,CLARK V E,et al. Integrated genomic analyses of de novo pathways underlying atypical meningiomas. Nat Commun,2017,8：14433.

［9］ YANG C,ASTHAGIRI A R,IYER R R,et al. Missense mutations in the NF2 gene result in the quantitative loss of merlin protein and minimally affect protein intrinsic function［J］. Proc Natl Acad Sci U S A,2011,108(12)：4980-4985.

［10］ HAMARATOGLU F, WILLECKE M, KANGO-SINGH M, et al. The tumour-suppressor genes NF2/Merlin and Expanded act through Hippo signalling to regulate cell proliferation and apoptosis［J］. Nature cell biology. 2006,8(1):27-36.

［11］ KALAMARIDES M, STEMMER-RACHAMIMOV A O, Niwa-Kawakita M, et al. Identification of a progenitor cell of origin capable of generating diverse meningioma histological subtypes［J］. Oncogene, 2011,30(20):2333-2344.

［12］ GOUTAGNY S, YANG H W, ZUCMAN-ROSSI J, et al. Genomic profiling reveals alternative genetic pathways of meningioma malignant progression dependent on the underlying NF2 status［J］. Clin Cancer Res,2010,16(16):4155-4164.

［13］ MORRISON H, SPERKA T, MANENT J, et al. Merlin/neurofibromatosis type 2 suppresses growth by inhibiting the activation of Ras and Rac［J］. Cancer research,2007,67(2):520-527.

［14］ RONG R, TANG X, GUTMANN D H, et al. Neurofibromatosis 2 (NF2) tumor suppressor merlin inhibits phosphatidylinositol 3-kinase through binding to PIKE-L［J］. Proc Natl Acad Sci USA, 2004,101(52):18200-18205.

［15］ JAMES M F, HAN S, POLIZZANO C, et al. NF2/merlin is a novel negative regulator of mTOR complex 1,and activation of mTORC1 is associated with meningioma and schwannoma growth［J］. Mol Cell Biol,2009,29(15):4250-4261.

［16］ SHAPIRO I M, KOLEV V N, VIDAL C M, et al. Merlin deficiency predicts FAK inhibitor sensitivity:a synthetic lethal relationship［J］. Sci Transl Med,2014,6(237):237ra268.

［17］ VALENCIA A M, COLLINGS C K, DAO H T, et al. Recurrent SMARCB1 Mutations Reveal a Nucleosome Acidic Patch Interaction Site That Potentiates mSWI/SNF Complex Chromatin Remodeling［J］. Cell,2019,179(6):1342-1356. e1323.

［18］ HADFIELD K D, NEWMAN W G, BOWERS N L, et al. Molecular characterisation of SMARCB1 and NF2 in familial and sporadic schwannomatosis[J]. Journal of medical genetics,2008,45(6):332-339.

[19] SCHMITZ U,MUELLER W,WEBER M,et al. INI1 mutations in meningiomas at a potential hotspot in exon 9[J]. Br J Cancer,2001,84(2):199-201.

[20] CLARK V E,HARMANCI A S,BAI H,et al. Recurrent somatic mutations in POLR2A define a distinct subset of meningiomas[J]. Nature genetics,2016,48(10):1253-1259.

[21] HOLLMANN T J,HORNICK J L. INI1-deficient tumors:diagnostic features and molecular genetics[J]. The American journal of surgical pathology,2011,35(10):e47-e63.

[22] DARR J,KLOCHENDLER A,ISAAC S,et al. Loss of IGFBP7 expression and persistent AKT activation contribute to SMARCB1/Snf5-mediated tumorigenesis[J]. Oncogene,2014,33(23):3024-3032.

[23] JONES D T,JAGER N,KOOL M,et al. Dissecting the genomic complexity underlying medulloblastoma[J]. Nature,2012,488(7409):100-105.

[24] REIFENBERGER J,WOLTER M,WEBER R G,et al. Missense mutations in SMOH in sporadic basal cell carcinomas of the skin and primitive neuroectodermal tumors of the central nervous system. Cancer research. 1998,58(9):1798-1803.

[25] BRASTIANOS P K,HOROWITZ P M,SANTAGATA S,et al. Genomic sequencing of meningiomas identifies oncogenic SMO and AKT1 mutations[J]. Nature genetics,2013,45(3):285-289.

[26] ABEDALTHAGAFI M,BI W L,AIZER A A,et al. Oncogenic PI3K mutations are as common as AKT1 and SMO mutations in meningioma[J]. Neuro Oncol,2016,18(5):649-655.

[27] BOETTO J,BIELLE F,SANSON M,et al. SMO mutation status defines a distinct and frequent molecular subgroup in olfactory groove meningiomas[J]. Neuro Oncol,2017,19(3):345-351.

[28] CLARK V E,ERSON-OMAY E Z,SERIN A,et al. Genomic analysis of non-NF2 meningiomas reveals mutations in TRAF7,KLF4,AKT1,

and SMO[J]. Science,2013,339(6123):1077-1080.

[29] BLEEKER F E,FELICIONI L,BUTTITTA F,et al. AKT1(E17K)in human solid tumours[J]. Oncogene,2008,27(42):5648-5650.

[30] SAHM F,BISSEL J,KOELSCHE C,et al. AKT1E17K mutations cluster with meningothelial and transitional meningiomas and can be detected by SFRP1 immunohistochemistry[J]. Acta Neuropathol, 2013,126(5):757-762.

[31] YESILOZ U,KIRCHES E,HARTMANN C,et al. Frequent AKT1E17K mutations in skull base meningiomas are associated with mTOR and ERK1/2 activation and reduced time to tumor recurrence[J]. Neuro Oncol,2017,19(8):1088-1096.

[32] XU L G,LI L Y,SHU H B,et al. TRAF7 potentiates MEKK3-induced AP1 and CHOP activation and induces apoptosis[J]. The Journal of biological chemistry,2004,279(17):17278-17282.

[33] REUSS D E,PIRO RM,JONES D T,et al. Secretory meningiomas are defined by combined KLF4 K409Q and TRAF7 mutations[J]. Acta Neuropathol,2013,125(3):351-358.

[34] TAKAHASHI K,TANABE K,OHNUKI M,et al. Induction of pluripotent stem cells from adult human fibroblasts by defined factors[J]. Cell,2007,131(5):861-872.

[35] SMITH K S,YADAV V K,PEDERSEN B S,et al. Signatures of accelerated somatic evolution in gene promoters in multiple cancer types[J]. Nucleic Acids Res,2015,43(11):5307-5317.

[36] KALALA J P,MAES L,VANDENBROECKE C,et al. The hTERT protein as a marker for malignancy in meningiomas[J]. Oncol Rep, 2005,13(2):273-277.

[37] GOUTAGNY S,NAULT J C,MALLET M,et al. High incidence of activating TERT promoter mutations in meningiomas undergoing malignant progression[J]. Brain Pathol,2014,24(2):184-189.

[38] SAHM F,SCHRIMPF D,OLAR A,et al. TERT Promoter Mutations and Risk of Recurrence in Meningioma[J]. J Natl Cancer Inst, 2016,108(5):5.

［39］CARBONE M,YANG H,PASS H I,et al. BAP1 and cancer［J］. Nature reviews Cancer,2013,13(3):153-159.

［40］SHANKARG M,ABEDALTHAGAFI M,VAUBEL R A,et al. Germline and somatic BAP1 mutations in high-grade rhabdoid meningiomas［J］. Neuro Oncol,2017,19(4):535-545.

［41］SMITH M J,WALLACE A J,BENNETT C,et al. Germline SMARCE1 mutations predispose to both spinal and cranial clear cell meningiomas［J］. J Pathol,2014,234(4):436-440.

［42］SMITH M J,O'SULLIVAN J,BHASKAR S S,et al. Loss-of-function mutations in SMARCE1 cause an inherited disorder of multiple spinal meningiomas［J］. Nature genetics,2013,45(3):295-298.

第三节 手术切除程度

一、切除程度分型

1957 年,Simpson 回顾分析了 1938 年 4 月至 1954 年 12 月期间在 Radcliffe Infirmary 手术治疗的 242 例颅内脑膜瘤(牛津队列),在数据分析结尾阶段,发现一个严重的不足,没有病例生存超过 17 年。因此,Simpson 同期纳入了 Hugh Cairns 和 Pennybacker 提供的 1928—1938 年期间 97 例手术治疗的脑膜瘤(伦敦队列),并根据肿瘤切除程度进行分组。研究纳入 265 例,手术 288 人次,随访期间症状性复发 55 例(牛津队列 44 例,伦敦队列 11 例)。各级别复发率分别是 8.9%(8/90)、15.8%(18/114)、29.2%(7/24)、39.2%(20/51)及 88.9%(8/9)(表 1-2)。Simpson 认为脑膜瘤在临床上可能是良性,伴局部侵袭性,或是恶性,其中局灶浸润生长可累及静脉窦(15%),骨组织(20%),及脑组织(3.7%),偶尔可见血行转移。这些发现对临床治疗及预后有实践性指导意义。

由于脑膜瘤基底周边至少 3cm 范围内的硬膜有脑膜瘤细胞的聚集,1986 年 Borovich 等建议切除肿瘤硬膜基底外至少 4cm 范围的硬膜(0 级切除);1993 年 Kinjo 等的研究验证了 0 级切除(硬膜基底外 2cm 范围的硬膜)的有效性,19 例凸面脑膜瘤随访 5 年均没有复发,使之成为可靠的治疗办法。此外脑膜瘤毗邻的厚壁蛛网膜中发现了脑膜瘤细胞的聚集,这使得在 Simpson I 级切除的病例中伴或不伴周围毗邻蛛网膜切除的复发率显著不同。总体而言,手术预后及复发率取决于肿瘤及周围受累硬膜、蛛网膜及骨性结构的切除程度。

表 1-2　脑膜瘤切除程度 Simpson 分级

级别	定义	手术例数	复发例数	复发率/%
I	肉眼全切肿瘤,硬膜基底,及任何异常骨组织。如果肿瘤起源于硬膜静脉窦,必须切除窦	90	8	8.9
II	肉眼全切肿瘤及可见的向周围侵袭的肿瘤组织,热凝硬膜基底(通常至烧焦程度)	114	18	15.8
III	肉眼全切硬膜下肿瘤,没有切除或热凝硬膜基底或硬膜外肿瘤,如受累的静脉窦或增生的骨组织	24	7	29.2
IV	部分切除,残留硬膜下肿瘤	51	20	39.2
V	仅减压伴或不伴活检	9	8	88.9

　　1994 年,DeMonte 等回顾总结了 41 例手术治疗的海绵窦脑膜瘤,提出海绵窦脑膜瘤的分型应包括肿瘤切除程度,并认为 Simpson 分型不完善。DeMonte 等采用了改良 Kobayashi 切除程度分型(未发表)(表 1-3)。他们增加了 ⅢA 级以表明硬膜外肿瘤的切除。采用这个分型方法后,该组大多数脑膜瘤均达到了 Ⅱ 级或 ⅢA 级切除。全切的 28 例脑膜瘤得到有效随访,3 例复发,其复发率为 10.7%,次全切的复发率为 20.0%(2/10)。DeMonte 等认为 Kobayashi 等报道的 63 例 Ⅰ 或 Ⅲ 级切除的颅底脑膜瘤,平均随访 5 年,复发率为 0% 的结果和他们的 10% 复发率和 Cusimano 等报道的 6% 复发率比较一致(未发表)。虽然 DeMonte 等提到了改良 Kobayashi 分型,但并没有进一步分析该分型和肿瘤复发及神经功能预后的相关性。后于 2016 年,Nanda 等回顾了 1996—2013 年期间手术治疗的 65 例海绵窦脑膜瘤,亦采用了改良的 Kobayashi 肿瘤切除程度分型,全切(Ⅰ~ⅢB 级)27 例(41.5%)。

表 1-3　改良 Shinshu 分级或 Okudesa-Kobayashi 肿瘤切除分级系统

级别	定义
I	显微镜下全切肿瘤,硬膜基底,及任何异常的骨性结构
II	显微镜下全切肿瘤,热凝肿瘤硬膜基底
ⅢA	显微镜下全切硬膜下及硬膜外肿瘤,没有切除或热凝硬膜基底
ⅢB	显微镜下全切硬膜下肿瘤,没有切除或热凝硬膜基底或硬膜外肿瘤
ⅣA	为保留脑神经或血管行次全切,并显微镜下全切肿瘤基底
ⅣB	部分切除,残留肿瘤体积<10%
V	部分切除,残留肿瘤体积>10%,或减压伴或不伴活检

　　2001 年,Sekhar 等报道了脑膜瘤切除程度 Sekhar 分型(表 1-4),但研究并没有报道该分型相关的复发率。在 WHO Ⅰ 级脑膜瘤中,肿瘤的切除程度对肿瘤复发的保护作用已被大多数研究所验证。大多数凸面脑膜瘤可达到 Simpson Ⅰ 级切除,但累及窦的镰旁脑膜瘤或位置深在侵袭颅底的脑膜瘤

(比如岩斜区)就较难全切,这些病例的全切可能导致严重的术后并发症。Nanda 等认为更广泛的切除凸面脑膜瘤比较简单,只有这组病例才能达到真正的 Simpson I 级切除。

表 1-4　脑膜瘤切除程度 Sekhar 分型

级别	定义
全切	手术全切,MRI 无残留
近全切	术中或 MRI 上可疑残留
次全切	90% 以上切除
部分切除	<90% 肿瘤切除

二、影响切除程度的相关因素

手术切除程度和多个因素相关,包括脑膜瘤部位(颅底脑膜瘤不同于幕上凸面脑膜瘤),肿瘤影像特点,术前神经功能,血管包绕,脑干压迫,累及颅底结构孔隙(视神经管),既往治疗,手术入路,神经导航,及肿瘤质地等。Voss 等回顾了 826 例脑膜瘤,发现 Simpson 分级和肿瘤部位显著相关($P<$0.001)。Savardekar 等对比了 382 例颅底脑膜瘤和 200 例非颅底脑膜瘤,颅底脑膜瘤 Simpson I 级($P<0.000\,1$)或 II 级($P=0.000\,5$)切除比例显著低于非颅底组。Schipmann 等分析了 109 例复发脑膜瘤,亦发现 Simpson 分级和肿瘤部位相关($P=0.030$),后颅窝(OR 5.26,$P=0.018$)或颅底(OR 6.16,$P=0.002$)脑膜瘤次全切比例显著增加。但脑膜瘤部位和无进展生存期(progress free survive,PFS)不一定显著相关($P=0.836$)。Scheitzach 等统计发现蝶骨嵴外侧和嗅沟脑膜瘤切除率较高,而岩斜区脑膜瘤则较低,但同时发现肿瘤切除率和大小及质地无明显相关。既往文献报道在巨大脑膜瘤(直径≥5cm)中,年龄(>45 岁)和累及上矢状窦是影响肿瘤全切的因素,而术前栓塞则有利于全切。Lemée 等回顾了 1 469 例脑膜瘤(47% 颅底脑膜瘤),Simpson I,II,III,IV 和 V 级切除分别为 39.3%,34.3%,5.4%,20.6% 和 0.5%,影响全切的风险因素包括颅底部位(OR 0.79,95%CI 0.70~0.88),临床表现(OR 0.56,95%CI 0.43~0.72),和骨侵袭(OR 0.85,95%CI 0.73~0.99),但未具体阐述伴不良因素病例的全切率。该团队进一步分析了 198 例后颅窝脑膜瘤,分析结果较类似,后颅窝脑膜瘤全切率显著低于幕上脑膜瘤($P<0.01$)。另外一项研究中,Levine 等对 232 例颅底脑膜瘤分析发现既往放射治疗,脑神经功能障碍,血管包绕或累及多个颅底区域则是影响全切的风险因素。而 Brokinkel 等回顾了 400 例脑膜瘤,发现脑膜瘤切除程度和部位无明显相关。

Nanda 等发现海绵窦脑膜瘤颈内动脉包绕(Sekhar 分型≥3 级)显著影响切除程度($P<0.000\,1$),部分包绕颈内动脉的全切率为 12.1%(4/33),而没有包绕的全切率为 71.8%(23/32)。影响切除程度的因素如下:

1. 颈内动脉包绕程度(Hirsch 分型,改良 Hirsch 分型,和 Sekhar 分型)(图 1-5 和图 1-6)及肿瘤浸润海绵窦段颈内动脉外壁可明显影响肿瘤的切除程度。

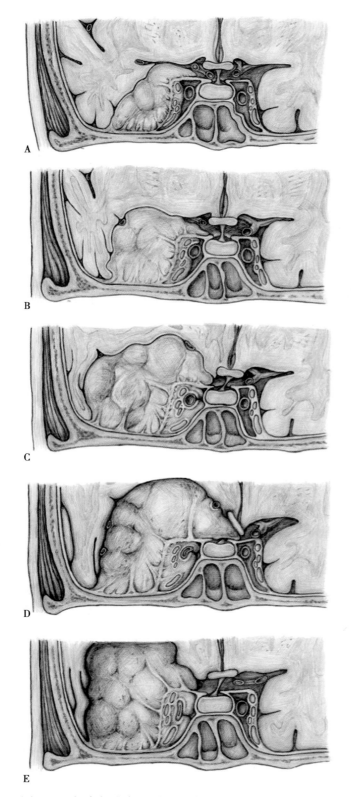

图 1-5　海绵窦肿瘤和颈内动脉解剖关系的 Hirsh 分级

A.0 级:肿瘤接触颈内动脉,但没有包绕,伴或不伴移位;B.1 级:部分包绕,但血管没有狭窄;C.2 级:完全包绕,但血管没有狭窄;D.3 级:完全包绕,伴血管部分狭窄;E.4 级:完全包绕,血管完全闭塞

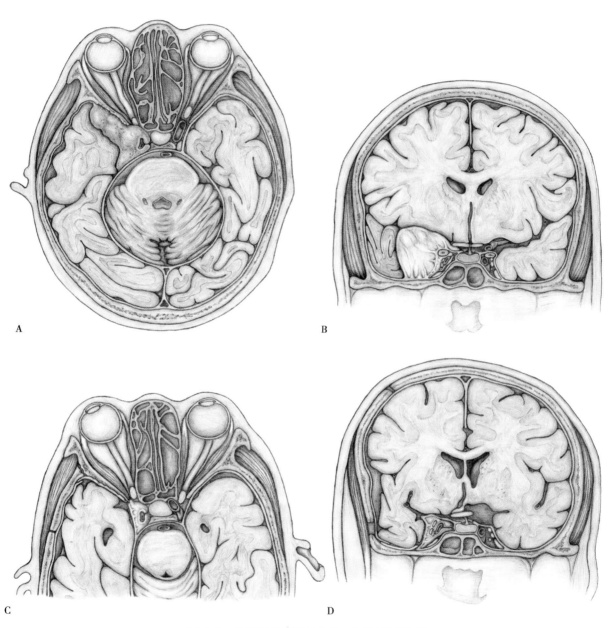

图 1-6 海绵窦脑膜瘤术前、术后解剖关系

A、B. 术前海绵窦脑膜瘤,伴海绵窦外侧壁硬膜内外生长,累及海绵窦内脑神经及颈内动脉;C、D. 手术切除海绵窦外侧壁外侧脑膜瘤后,保留脑神经及颈内动脉结构并残留部分外侧壁内脑膜瘤

2. 累及海绵窦的脑膜瘤可致正常的蛛网膜和硬膜下解剖界面的消失。

3. 肿瘤质地是切除累及鞍旁间隙神经血管结构肿瘤时的关键因素，肿瘤的纤维化成分或侵袭性的病理性特点往往造成手术切除的困难，因此需计划性的次全切以最大限度地保留脑神经及颈内动脉。

4. 反复手术及既往立体定向放射治疗造成正常解剖界面的消失或肿瘤质地的改变。

5. 海绵窦外侵袭生长累及眶尖，眶上裂，及岩斜区硬膜限制了全切。海绵窦脑膜瘤的最大安全范围的切除很大程度上取决于肿瘤质地。如果肿瘤质地软且通过显微分离及吸除办法较容易分块切除，则很大可能全切或近全切。

在内镜经鼻手术切除嗅沟脑膜瘤时，肿瘤大于 40mm、钙化及缺乏皮层包绕血管的鞘结构（袖套样结构）可影响全切。如 Al-Mefty 所说，未能全切受累组织，包括前颅底骨组织和硬膜结构，将是影响复发的重要因素。因此，Koutourousiou 等尝试通过经鼻入路实现 Simpson I 级切除，该入路比其他入路更有利于切除受累骨组织及黏膜。但超出内镜入路有效暴露范围的宽基底脑膜瘤，眶上壁脑膜尾征则无法切除，需行开颅手术切除超过眶中线或至额窦后壁的肿瘤。同期，Koutourousiou 等采用了经鼻入路切除鞍上脑膜瘤 Simpson I 级切除 76%，研究发现肿瘤大小，形态，及血管包绕是影响切除程度的独立风险因素（$P<0.0001$）。分叶型肿瘤形态暗示了肿瘤的侵袭性并累及周围的脑膜、缺乏蛛网膜界面。累及视神经管脑膜瘤对于传统开颅入路而言是种挑战，但并不限制经鼻入路的全切。除此之外，采用当代的颅底外科技术（神经导航、荧光标记技术和术中磁共振）可以进一步提高全切率并降低并发症。

三、切除程度和术后并发症及神经功能预后

术后并发症和颅底脑膜瘤部位相关，累及脑神经或脑干的后颅窝脑膜瘤可能随着切除程度的提高而出现相应的并发症。Schneider 等回顾了 89 例手术治疗的后颅窝脑膜瘤，研究发现 Simpson I、II 和 II～IV 级切除的术后脑神经并发症率分别为 39%、11% 和 14%，在随访 12 个月时，分别为 27%、3% 和 7%。术后脑脊液漏的发生率在 Simpson I 和 II 级中分别为 21% 和 3%。该研究认为，根治性手术切除所导致的新发脑神经功能症状及术后脑脊液漏提示了后颅窝脑膜瘤少用激进式的切除模式。同期 Schneider 等分析了 195 例前颅窝脑膜瘤，发现 Simpson I 级切除（30%）新发脑神经功能障碍显著高于 Simpson II 级（13%，$P=0.007$）或 II～V 级（17%，$P=0.035$），这种差异在术后 1 年更加明显（Simpson I、II 和 II～V 级的并发症率分别为 29%、6% 和 10%，$P<0.001$），同时 Simpson I 级和 II 级脑脊液漏发生率分别为 10.1% 和 2.3%（$P=0.048$），研究结论和上述类似，首选非激进式手术切除。但 Bartek 等回顾性纳入了基于人群转诊的多中心 979 例颅内脑膜瘤，研究发现 Simpson 切除分级并不是术后并发症的独立风险因素。

一般而言，神经功能预后和切除程度呈反比，另外还有其他因素影响神经功能预后，如手术入路。

在 65 例海绵窦脑膜瘤中,Nanda 等发现全切和非全切的术前脑神经功能障碍的部分恢复率分别为 53.3% 和 65.5%,但差异无统计学意义($P=0.4$);术后新发神经功能障碍和 Sekhar 分型及 Koba-yashi 分型无明显相关。另外,Nanda 等未能明确神经功能预后(KPS 评分)相关的不良因素,术后并发症和 KPS 的恶化无明显相关($P=0.4$),但术后辅助立体定向放射治疗可部分改善预后($P=0.05$)。Chen 等回顾了 86 例老年脑膜瘤(≥65 岁),Simpson 分级和术后并发症、出院 KPS、或随访 KPS 均无明显相关性。

Gousias 等回顾了 901 例脑膜瘤,发现切除程度越高与良好功能预后明显相关,并不增加术后并发症概率,与术后并发症或新发症状呈负相关($P<0.001$),但 Simpson 分级并不是功能预后(KPS 90-100)或 OS 的独立相关因素。Scheitzach 等分析了 226 例颅底脑膜瘤,发现切除程度并不显著影响研究委员会神经学表现状态量表(MRC-NPS)($P=0.688$)及 KPS 评分($P=0.174$),但神经功能预后和肿瘤部位相关。但 Zentner 等认为广泛切除可导致严重的并发症。相反的结果亦被报道,Ehresman 等报道了 Simpson Ⅳ 级切除是术后新发并发症(OR 2.000,95% CI 1.271~3.127,$P=0.003$)或新发运动功能障碍(OR 3.011,95% CI 1.545~5.900,$P=0.001$)的风险因素。

四、切除程度和复发及生存

切除程度和复发密切相关,但少数研究因随访时间较短,例数较少,病例特点构成,或选择偏倚等因素,未能证实全切对降低复发的显著性作用。但毋庸置疑,校正其他相关因素(WHO 级别、分子病理特点、肿瘤部位等),切除程度和肿瘤复发密切相关。Kotecha 等报道了脑膜瘤手术治疗预后的系统分析,纳入 30 项研究的 592 例病例,全切和次全切的 10 年 PFS 分别为 79.7% 和 32.4%,而 OS 分别为 89.8% 和 54.3%,多因素发现首次手术全切是 PFS(HR 0.16,95%CI 0.10~0.25,$P<0.0001$)和 OS(HR 0.21,95%CI 0.11~0.39,$P<0.0001$)的保护因素。研究认为全切是权重最高的独立预后因素。因为研究发现放射治疗并不能改善 PFS(0.59,0.30~1.16,$P=0.128$)或 OS(1.10,0.53~2.28,$P=0.791$),认为如果首次未能全切,推荐二次手术以实现最大程度的切除。Balik 等对矢状窦旁脑膜瘤进行了系统分析,纳入 13 项研究及 1 243 例脑膜瘤病例,研究发现部分切除(Simpson Ⅲ~Ⅴ级)和肿瘤复发密切相关(OR 2.73,95%CI 1.41~5.30,$P=0.03$)。Lam Shin Cheung 等对文献进行了系统性分析,纳入了 8 项研究,分析得出对于 WHO Ⅰ级脑膜瘤,Simpson Ⅰ、Ⅱ、Ⅲ、Ⅳ 和 Ⅴ 级切除后的复发率分别为 0~21%、0~33%、12%~40%、18%~40% 及 0%;而 WHO Ⅱ级脑膜瘤,Simpson Ⅰ~Ⅱ 级和 Ⅲ~Ⅳ 级切除后复发率分别为 36.6% 和 63.6%。

Gousias 等回顾了 901 例脑膜瘤,该研究平均随访 62 个月,5 年及 10 年的无进展生存率是 92.6% 和 86.0%。切除程度与 PFS 显著相关,Simpson Ⅰ、Ⅱ、Ⅲ 和Ⅳ级的 10 年 PFS 分别是 91.8%、81.2%、71.8% 和 65.3%,在随访至少 5 年或直到病人死亡的病例中,10 年 PFS 分别是 91.8%,

81.8%,67.3%和65.0%;然而 Simpson Ⅰ 和 Ⅱ 级切除间的 PFS 差异需要 24 个月后才能逐渐体现出来。多因素分析发现切除程度每升高 1 级,肿瘤复发风险将增加 1 倍。研究认为最大的安全切除可改善肿瘤控制。Sicking 等回顾单中心 817 例脑膜瘤,发现肿瘤复发和 Simpson 分级及颅底部位密切相关。如果 WHO 病理级别固定,Simpson 分级是脑膜瘤复发的主要相关因素,对于凸面脑膜瘤而言,Simpson 0~Ⅰ 级切除有利于减少使用抗癫痫药物。Hwang 等回顾了 144 例脑膜瘤,多因素分析明确了 Simpson Ⅰ 级切除(HR 0.143,95%CI 0.043~0.474,$P=0.001$)是 PFS 的保护因素。Gallagher 等报道在 145 例 WHO Ⅰ 级脑膜瘤中,Simpson 分级($P=0.01$)和全切/次全切($P=0.001$)和 PFS 密切相关。同期,Nanda 等回顾了 458 例脑膜瘤,Simpson 切除 Ⅰ、Ⅱ、Ⅲ 和 Ⅳ 级的复发率分别为 5%、22%、31% 和 35%。Cox 回归分析显示 Simpson Ⅰ 级(扩大切除)是 PFS 的保护因素(HR 0.12,95%CI 0.03~0.48,$P=0.003$),在多因素中亦为独立保护因素($P=0.02$)。在亚组颅底脑膜瘤分析中,Simpson 分级(Ⅰ~Ⅱ 级比 Ⅲ~Ⅳ 级)也是保护因素。在单因素分析中,Nanda 等提出 Shinshu 分级在总体脑膜瘤中 Ⅰ 级($P=0.006$)或 Ⅰ~Ⅱ 级($P=0.010$)切除对无肿瘤进展生存的保护作用。Pessina 等回顾了 296 例脑膜瘤,在 WHO Ⅰ 级($P<0.0001$)和 Ⅱ 级($P=0.04$)病例中全切均为 PFS 的保护因素。

切除程度 Simpson 分级对于预测不同部位脑膜瘤复发的指导意义不尽相同,在凸面脑膜瘤中意义较显著,但在大脑镰、后颅窝及脑室内脑膜瘤中则弱一些;对于颅底脑膜瘤而言 GTR(Simpson Ⅰ)和 STR(Simpson Ⅲ~Ⅳ)的复发风险比较相似($P=0.198$),仅 Simpson Ⅳ 级以上复发风险才显著增加。不同部位脑膜瘤的复发率并不一致,受多方面因素影响。海绵窦脑膜瘤文献报道的复发率为 8.7%~24.5%。Ohba 等报道了岩斜区脑膜瘤,CPA 脑膜瘤,枕大孔脑膜瘤,及颈静脉孔脑膜瘤的切除率及 5 年 PFS,全切率分别是 33.8%,70.5%,36.4% 和 40.0%,5 年 PFS 分别为 76.4%,87.0%,78.8% 和 75.0%。Savardekar 等通过多因素分析在 582 例脑膜瘤中全切为 PFS 的保护因素(OR 0.50,95%CI 0.31~0.81,$P=0.006$),Simpson Ⅰ 和 Ⅱ 级切除的 10 年无复发生存分别为 53% 和 45%。分层分析发现在 Simpson Ⅰ 级切除中,颅底脑膜瘤 PFS 显著差于非颅底脑膜瘤($P=0.005$),但在 Simpson Ⅱ 级切除病例中,颅底脑膜瘤 PFS 稍差,但两组 PFS 无显著差异。Karimi 等研究发现近全切(HR 2.55,95%CI 1.40~4.70,$P=0.002$)为复发的风险因素,但该研究并未采用 Simpson 分级。Ohba 等回顾了 281 例颅底脑膜瘤(平均随访 88.4 个月),该组定义肉眼全切即为全切,以 80% 体积为分界点分为次全切和部分切除,并没有参考 Simpson 分级,整体 10 年 PFS 和 OS 分别是 66.4% 和 97.4%。多因素分析发现非全切为 PFS 的独立风险因素($P=0.0018$),但与 OS 或 KPS 预后无显著相关。次全切再辅助放射治疗和全切的 PFS 无显著差异,两组 PFS 显著优于单独次全切组。

Heald 等报道了 Simpson Ⅰ,Ⅱ 和 Ⅳ 级切除的 3 年 PFS 分别为 95%,87% 及 67%,前两组无显著差异(HR 1.78,$P=0.29$),Simpson Ⅳ 级切除才表现出显著的复发风险性(HR 3.26,$P=0.04$)和全

切（Simpson Ⅰ～Ⅱ）相比，次全切（Simpson Ⅳ级）才显著增加了复发风险（HR 2. 47,P=0. 03）。
Gousias 等认为 Simpson Ⅲ和Ⅳ级切除的 PFS 较难区分,但临床上Ⅰ级、Ⅱ级和其他级别的切除就比
较容易区分。Ehresman 等分析了 572 例脑膜瘤,发现 Simpson 分级在整体(HR 0. 514,95%CI
0. 211~1. 068,P=0. 08) 中或在 Simpson Ⅰ～Ⅲ级(HR 0. 521,95%CI 0. 208~1. 131,P=0. 10) 中和
PFS 均无显著关系。Nanda 等发现术后伽马刀治疗可显著控制海绵窦脑膜瘤复发(OR 0. 036,95%
CI 0. 003~0. 430,P=0. 009),而全切并未能起到相应显著作用(P=0. 093)。Sahm 等回顾了 497
例脑膜瘤,发现在 Simpson Ⅰ～Ⅲ级切除中,PFS 区分不明显,但 Simpson Ⅳ～Ⅴ级和较差的 PFS 显
著相关(P=0. 005 3)。虽然研究发现高级别 Simpson 分级的复发率更高,但 Simpson 级别并不是独
立风险因素,尚不能解释 Simpson Ⅰ级切除的低级别脑膜瘤的不同复发类型。Oya 等回顾了 240 例
脑膜瘤病例也发现 Simpson Ⅰ,Ⅱ和Ⅲ级切除间的 PFS 无明显差异,但Ⅳ级切除才明显劣于前三组
(P<0. 001),这个结果和 Voss 等和 Otero-Rodriguez 等的结果极其相似,Ⅰ和Ⅱ级切除间 PFS 无明
显差异,Ⅲ级仍无统计学意义(P=0. 087),但Ⅳ级切除以上复发风险显著增加(HR 7. 35,P=
0. 003),总体而言 Simpson≥Ⅲ级切除和肿瘤复发密切相关(HR 1. 87,P=0. 004)。在 Simpson
Ⅳ级切除病例中,Brokinkel 等发现中位随访 41 个月后,复发率为 26. 5%(13/49),该研究发现残
余肿瘤的体积和 PFS 无明显相关,由于Ⅳ级切除后残余肿瘤体积差异较大,研究质疑了 Simpson
分级量化次全切的准确性,但研究也受限于随访时间、病例数及 MRI 复查的间隔时间。对于高级
别脑膜瘤(WHO Ⅱ～Ⅲ),Li 等分析了 SEER 数据库的 530 例脑膜瘤,发现切除程度和 OS 无明显
相关,在其单中心 92 例数据中,全切(Simpson Ⅱ～Ⅲ级) 亦无显著意义,但可显著改善 PFS(P<
0. 001)。同样 Pallini 等回顾了 99 例嗅沟脑膜瘤发现切除程度并不是 OS 的独立预后因素。
Sughrue 等发现 Simpson Ⅰ、Ⅱ、Ⅲ及Ⅳ级切除的 5 年 PFS 分别为 95%、85%、88%及 81%,预后
PFS 无明显差异,并质疑了 Simpson 分级对于当代神外预测脑膜瘤复发的准确性。对于当今神经
外科而言,与 Simpson 所在的 20 世纪 50 年代前相比,现在 Simpson Ⅳ级切除很少见,通常仅残留
很小部分。

五、切除程度和 WHO Ⅱ～Ⅲ级脑膜瘤及老年脑膜瘤

Wang 等基于美国国家肿瘤数据库分析了 2 512 例非典型脑膜瘤(WHO Ⅱ级),发现全切可显著
改善 OS(校正 HR 0. 764,95%CI 0. 587~0. 995,P=0. 046)。Ros-Sanjuan 等分析了 28 例非典型脑
膜瘤,切除程度是肿瘤复发的唯一的预后因素。Zhi 等分析了 149 例非典型脑膜瘤,近全切是复合预
后(肿瘤进展或死亡)的独立风险因素(HR 1. 98,95%CI 1. 18~3. 34,P=0. 0101)。Champeaux 等
于 2016—2017 年发表了 3 篇类似研究纳入不同时间段的 WHO Ⅱ级病例,其中在 194 例中(中位随
访 4. 4 年),发现 Simpson 分级(Ⅰ～Ⅲ级比Ⅳ～Ⅴ级) 和 PFS 具相关趋势(HR 0. 57,95%CI 0. 33~
1,P=0. 05) 但不是 OS 的风险因素;在 215 例中(中位随访 2. 5 年),Simpson 分级(Ⅰ～Ⅱ级比Ⅲ～

Ⅴ级）是 PFS（HR 0.25，$P=0.001$）和 OS（HR 0.32，$P<0.001$）的独立风险因素；另外项研究纳入了 206 例 WHO Ⅱ级脑膜瘤，研究发现 Simpson 分级（Ⅰ~Ⅲ级）是 OS 的独立风险因素（HR 0.25，$P<0.001$）。在 WHO Ⅱ级脑膜瘤研究中，Dobran 等发现了类似的结果，在 73 例中证实了切除程度（Simpson Ⅰ~Ⅱ级）是 PFS 的相关因素（$P=0.024$），但和 OS 无关（$P=0.423$）。在另一项 WHO Ⅱ级脑膜瘤研究中，Simpson Ⅰ~Ⅱ级切除和 Simpson Ⅲ~Ⅳ级切除后的复发率分别为 31%（15/41）和 64%（7/11）。对于颅底脑膜瘤而言，Simpson Ⅰ~Ⅱ级和 Simpson Ⅲ~Ⅳ切除的中位 PFS 分别为 38 个月和 8.4 个月（$P=0.006$）。Masalha 等在 36 例间变脑膜瘤中证实了全切（Simpson Ⅰ~Ⅱ级）可以显著改善 PFS（$P=0.01$）和 OS（$P=0.004$），同期在 161 例非典型脑膜瘤中，全切仍为 PFS 的保护因素（$P=0.0004$），研究认为 Simpson 分级仍是与 PFS 相关的最重要的因素。

Brokinkel 等发现脑膜瘤切除程度独立于围手术期死亡，但全切（Simpson Ⅰ~Ⅱ级）的中位生存期显著长于次全切病例（HR 2.7，95%CI 1.09~6.69；$P=0.032$）。在老年病人中，近全切是肿瘤无进展生存期缩短的风险因素（HR 10.57，95%CI 2.23~50.05；$P=0.003$）。研究认为，同年龄校正的普通人群相比，手术治疗的老年脑膜瘤病例的生存并不受影响，无肿瘤进展生存时间和年轻病人相似。这些结果有利于缓解老龄化社会老年人对手术治疗的担忧。Bir 等在 81 例老年（>70 岁）脑膜瘤病人中，发现 Simpson Ⅰ~Ⅱ级和Ⅲ~Ⅳ级切除的复发率分别为 10%和 46%（$P<0.001$），多因素分析发现 Simpson Ⅰ~Ⅱ级切除是 PFS 的保护因素（$P=0.002$）。

六、手术切除程度理念的变化

Nanda 等认为由于脑神经功能恢复及最终临床预后和切除程度无明显相关，他们仅对质地软的病灶进行尝试全切，对鞍旁结构进行最低程度的操作。对于伴高级别脑膜瘤的年轻病人，则建议根治性切除及早期立体定向放射治疗（术后 3~6 个月）。在以往文献中，大多数手术治疗伴或不伴放射治疗的海绵窦脑膜瘤控制率为 81%~94.1%（随访时间 2~8.3 年）。仅 1 项研究随访时间长达 9.7 年，肿瘤控制率为 75.5%。肿瘤主要位于海绵窦没有中颅窝或后颅窝侵袭的病例，单独立体定向放射治疗的控制率好于单独手术全切或次全切。目前尚无随机对照研究比较手术和放射治疗治疗海绵窦脑膜瘤的疗效，Maruyama 等报道了前瞻性非对照研究，对于海绵窦部位未累及视路结构的脑膜瘤行单独立体定向放射治疗，而>3cm 或压迫视路结构或脑干的病灶行非全切和 SRS 治疗，该组病例的 5 年肿瘤控制率为 94%。在过去 30 年期间，由于保守方式治疗伴或不伴辅助 SRS 长期随访病例的积累，对于实现最佳肿瘤控制率的手术策略从最大范围的根治术逐渐过渡为最大安全切除。目前长期随访的研究表明激进的切除并不一定能改善肿瘤控制率，Nanda 等认为激进的手术切除并不能改善肿瘤控制或改善术前脑神经功能。因此最大安全的切除及辅助 SRS 可降低复发风险并能达到良好的肿瘤控制。同时，Oya 等认为 Simpson Ⅰ~Ⅲ级切除的不同临床意义在当代外科时代已逐渐被淡化，而其他一些因素，如 MIB-1 指标可能更有利于区分肿瘤的复发，并利于制定个体化的随访计划，研究解释了脑膜瘤手术目的从尝试根治性切除转移到病人的生活质量上。对于复发颅底脑膜瘤而言,da Silva 等认为根治性切除应该是最佳选择,预后较好,并发症率较低(5.8%);在该组中,首次手术的非全切和脑膜瘤复发密切相关,并建议尽可能行广泛硬膜和骨组织的切除,以获得较高的肿瘤控制率。Ohba 等则建议颅底脑膜瘤行全切,及次全切后辅助放射治疗可延长 PFS,如果病人合并不良的病理风险因素(MIB-1 及 p53),则推荐辅助放射治疗。

欧洲神经肿瘤协会(European Association of Neuro-Oncology,EANO)最新研究表明,虽然 Simpson 分级远早在现代神经影像,一些学者低估了其价值,但大多数研究仍不断证实了其预测复发风险的价值。术中的切除程度的评估需要术后 48 小时内或 3 个月内的 MRI 验证,避免了人工伪迹。对于部分岩斜区脑膜瘤的术前栓塞有利于手术的切除,比如咽升动脉脑膜支,这些动脉术中往往不能很好控制(证据级别Ⅳ级,推荐级别 C)。对于 WHO Ⅰ级脑膜瘤,无症状或偶然发现的脑膜瘤可以先行观察半年,目前尚无Ⅰ或Ⅱ级证据支持保守观察,但不少回顾性研究及综述支持这种处理的可行性(证据级别Ⅲ级,推荐级别 C);对于影像学证实的进展或伴症状的脑膜瘤,手术即为首选治疗方式(证据级别Ⅱ级,推荐级别 B),手术目的即为实现 Simpson Ⅰ级切除。对于 WHO Ⅱ级脑膜瘤,手术亦为首选治疗方式,并同样实现 Simpson Ⅰ级切除(证据级别Ⅱ级,推荐级别 B)。对于 WHO Ⅲ级脑膜瘤,应尽可能地行根治性手术(证据级别Ⅲ级,推荐级别 C)同时需要分割放射治疗(至少 54Gy/1.8～2.0Gy,证据级别Ⅲ级,推荐级别 B)。

七、单中心相关研究情况

既往我们课题组亦总结了颅底各部位脑膜瘤的手术治疗预后,包括鞍结节脑膜瘤,蝶骨嵴脑膜瘤,海绵窦脑膜瘤,岩斜区脑膜瘤,CPA 区脑膜瘤,枕大孔区脑膜瘤,及颈静脉孔区脑膜瘤等。Zhou 等总结了 56 例鞍结节脑膜瘤,Simpson Ⅰ和Ⅱ级切除 50 例(89.3%),视力改善 47 例(83.9%)及稳定 7 例(12.5%)。Hao 等分析了 49 例蝶海绵窦脑膜瘤,改良 Kobayashi 肿瘤切除分级Ⅱ级切除 22 例(44.9%),ⅢA～ⅢB 级 3 例(6.1%),及ⅣA～ⅣB 级 24 例(49.0%),术后动眼神经麻痹 23 例(47.0%),研究发现术后眼睑下垂(25 例,51.0%)的独立风险因素为海绵窦脑膜瘤侵袭Ⅲ级及以上(HR 3.478,95%CI 1.275～12.407,P=0.036)。2009 年,Wu 等总结了 114 例枕大孔脑膜瘤,术后影像学无残留全切 86%,伴既往手术病例全切率下降;在有效随访的 93 例中,平均随访 90.3 个月,59 例(63.4%)可正常生活(KPS 80-100),研究认为髁后远外侧入路可全切腹侧及腹外侧脑膜瘤,首次手术应尽量全切。后于 2017 年,Li 等回顾了 185 例枕大孔区脑膜瘤,根据影像特点进行分类,在 C2 型中全切率最低(P<0.001),并且术后并发症率(38.5%)和复发率(30.8%)最高,预后最差。多因素分析得出,非全切是肿瘤进展(HR 6.30,95%CI 1.91～20.8,P=0.003)和功能预后不良(KPS<80)(HR 6.29,95%CI 1.47～27.0,P=0.013)的独立风险因素。Huang 等和 Tang 等总结了不同时间段手术治疗的颈静脉孔区脑膜瘤,该部位肿瘤实属罕见,全切较难全切率为 64.3%(18/28)和

68.2%(15/22),术后19例(67.9%)KPS80-100,由于例数较少,未进行多因素分析;研究认为该部位肿瘤复发率高,全切率低,术者需评估术后并发症、切除程度及复发等的利弊关系。Li等总结了458例岩斜区脑膜瘤,该部位肿瘤全切率为52.5%~55.8%,全切、次全切及部分切除的复发率分别为14.5%、31.8%及53.3%;非全切为不良预后(OR 2.281,95%CI 1.041~2.579,$P=0.033$)和肿瘤复发(OR 4.865,95%CI 1.678~14.106,$P=0.004$)的独立风险因素。对于复发肿瘤,全切、次全切及部分切除的无进展生存率分别为88%、67%及40%,而总体生存率分别为88%、63%及33%;研究认为在最小功能损伤的前提下,尽可能进行全切,以降低再复发概率。Li等对比了小儿颅底和非颅底脑膜瘤的临床特点,两组切除率差异显著(73.9%和52%;$P=0.046$),全切组PFS优于次全切组。

对于WHO Ⅰ级脑膜瘤,Tao等报道了149例分泌型脑膜瘤,全切115例(77.2%),复发6例,5年PFS和OS分别为95.9%和99.3%,研究分析颅底脑膜瘤全切率低(OR 3.797,95%CI 1.071~13.468,$P=0.039$)并PFS较差($P<0.05$)。在本中心的其他后续研究中,包括分泌型脑膜瘤,过渡型脑膜瘤($n=298$)等均证实了全切对于PFS和OS的保护作用,但Zhang等分析了131例复发非典型脑膜瘤,发现全切可改善OS,但并不能改善PFS。

对于WHO Ⅱ级脑膜瘤,Cao等分析了41例复发的非典型脑膜瘤,1、3及5年的PFS为79.8%、44.1%及39.2%,相应的OS分别为92.4%、66.1%及48.8%。研究发现Simpson Ⅰ及Ⅱ级切除有利于改善PFS(HR 4.46,95% CI 1.67~11.87,$P=0.003$)和OS。Yang等分析了60例脊索样脑膜瘤,3和5年的PFS分别为89.7%和57.1%,多因素分析手术切除程度(HR 4.191,95%CI 1.443~12.168,$P=0.008$)为PFS唯一的相关因素。Zhang等分析了55例脊索样脑膜瘤和56例透明细胞脑膜瘤,同样证实了全切是两种脑膜瘤PFS的保护因素(HR 0.144,95%CI 0.029~0.714,$P=0.018$)。Li等分析了36例颅内及椎管内透明细胞脑膜瘤,证实了次全切(Simpson Ⅲ~Ⅳ级)($P=0.006$)是PFS的风险因素。Li等总结了302例非典型脑膜瘤,全切201例(66.6%),总体复发131例(43.4%),全切同时为PFS(HR 0.637,95%CI 0.446~0.909,$P=0.013$)和OS(HR 0.555,95%CI 0.319~0.968,$P=0.038$)的保护因素。

对于WHO Ⅲ级脑膜瘤,Cao等总结了43例间变型脑膜瘤5年的PFS和OS分别为37.0%和49.2%,Simpson Ⅰ或Ⅱ级(HR 3.43,95% CI 1.22~9.62,$P=0.019$)是PFS的有利因素,但和OS无显著相关。在后续研究中,Zhang等回顾了23例WHO Ⅲ级(横纹肌样脑膜瘤和乳头状脑膜瘤),全切13例(56.5%),但切除程度和PFS和OS均无显著相关。在56例间变脑膜瘤中,1、3和5年PFS分别为78.6%、41.1%和29.7%,OS分别为82.1%、50.1%和45.0%。全切是PFS(HR 2.059,$P=0.035$)和OS(HR 2.802,$P=0.004$)的保护因素,研究认为全切有利于改善预后,但WHO Ⅲ脑膜瘤预后还需要放射治疗巩固。

八、总结

实现手术全切和多因素相关,尤其对于重要血管包绕,周围重要脑组织(脑干)浸润伴水肿,累及多个颅底间隙,选择性地次全切可减少术后并发症,根据术后病理及随访影像结果,再评估放射治疗的必要性。切除程度和 PFS 和 OS 的相关性已得到大多数研究的验证,尽管因病理级别而作用不同,由于部分研究本身的不足而怀疑 Simpson 分级或切除程度和预后的相关性,需要深入分析研究设计本身的问题或偏倚导致的假阴性。颅底脑膜瘤手术治疗需要长期手术经验积累,实现全切同时需兼顾神经功能预后,并进一步提高病人术后神经功能及生活质量。

(李 达)

参考文献

［1］ SIMPSON D. The recurrence of intracranial meningiomas after surgical treatment[J]. J Neurol Neurosurg Psychiatry,1957,20(1):22-39.

［2］ BOROVICH B,DORON Y. Recurrence of intracranial meningiomas:the role played by regional multicentricity[J]. J Neurosurg,1986,64(1):58-63.

［3］ BOROVICH B,DORON Y,Braun J,et al. Recurrence of intracranial meningiomas:the role played by regional multicentricity. Part 2:Clinical and radiological aspects[J]. J Neurosurg,1986,65(2):168-171.

［4］ KINJO T,AL-MEFTY O,KANAAN I. Grade zero removal of supratentorial convexity meningiomas[J]. Neurosurgery,1993,33(3):394-399;discussion 399.

［5］ DEMONTE F,SMITH H K,AL-MEFTY O. Outcome of aggressive removal of cavernous sinus meningiomas[J]. J Neurosurg,1994,81(2):245-251.

［6］ NANDA A,THAKUR J D,SONIG A,et al. Microsurgical resectability,outcomes,and tumor control in meningiomas occupying the cavernous sinus[J]. J Neurosurg,2016,125(2):378-392.

［7］ SEKHAR L N,LEVINE Z T,SARMA S. Grading of meningiomas[J]. J Clin Neurosci,2001,8 Suppl 1:1-7.

［8］ NANDA A,BIR S C,MAITI T K,et al. Relevance of Simpson grading system and recurrence-free survival after surgery for World Health Organization Grade I meningioma[J]. J Neurosurg,2017,126(1):201-211.

［9］ SAVARDEKAR A R,PATRA D P,BIR S,et al. Differential Tumor Progression Patterns in Skull Base Versus Non-Skull Base Meningiomas:A Critical Analysis from a Long-Term Follow-Up Study and Review of Literature［J］. World Neurosurg,2018,112:e74-e83.

［10］ SCHEITZACH J,SCHEBESCH K M,BRAWANSKI A,et al. Skull base meningiomas:neurological outcome after microsurgical resection［J］. J Neurooncol,2014,116(2):381-386.

［11］ MA X J,ZHANG G J,WANG W,et al. Proposed Treatment for Intracranial Transitional Meningioma:A Single-Center Series of 298 Cases［J］. World Neurosurg,2019,127:e280-e287.

［12］ LIN Z,ZHAO M,LI X,et al. Characteristic features and proposed classification in 69 cases of intracranial microcystic meningiomas ［J］. Neurosurg Rev,2019,42(2):443-453.

［13］ LI D,HAO S Y,WANG L,et al. Recurrent petroclival meningiomas:clinical characteristics,management,and outcomes ［J］. Neurosurg Rev,2015,38(1):71-86;discussion 86-77.

［14］ LI D,HAO S Y,WANG L,et al. Surgical management and outcomes of petroclival meningiomas:a single-center case series of 259 patients［J］. Acta Neurochir(Wien),2013,155(8):1367-1383.

［15］ LI D,TANG J,REN C,et al. Surgical management ofmedium and large petroclival meningiomas:a single institution's experience of 199 cases with long-term follow-up［J］. Acta Neurochir(Wien),2016,158(3):409-425;discussion 425.

［16］ LI D,WU Z,REN C,et al. Foramenmagnum meningiomas:surgical results and risks predicting poor outcomes based on a modified classification［J］. J Neurosurg,2017,126(3):661-676.

［17］ SEKHAR L N,SWAMY N K,JAISWAL V,et al. Surgical excision of meningiomas involving the clivus:preoperative and intraoperative features as predictors of postoperative functional deterioration［J］. J Neurosurg,1994,81(6):860-868.

［18］ NANDA A,KONAR S K,MAITI T K,et al. Stratification of predictive factors to assess resectability and surgical outcome in clinoidal meningioma[J]. Clin Neurol Neurosurg,2016,142：31-37.

[19] SHAPEY J,JUNG J,BARKAS K,et al. A single centre's experience of managing spheno-orbital meningiomas：lessons for recurrent tumour surgery[J]. Acta Neurochir(Wien),2019,161(8)：1657-1667.

[20] WU Z,HAO S,ZHANG J,et al. Foramenmagnum meningiomas：experiences in 114 patients at a single institute over 15 years[J]. Surg Neurol,2009,72(4)：376-382；discussion 382.

[21] PALLINI R,FERNANDEZ E,LAURETTI L, et al. Olfactory groove meningioma：report of 99 cases surgically treated at the Catholic University School of Medicine,Rome[J]. World Neurosurg,2015, 83(2)：219-231. e211-213.

[22] JIA G,WU Z,ZHANG J, et al. Two-bone flap craniotomy for the transpetrosal-presigmoid approach to avoid a bony defect in the periauricular area after surgery on petroclival lesions：technical note[J]. Neurosurg Rev,2010,33(1)：121-126.

[23] SICKING J,VOSS K M,SPILLE D C,et al. The evolution of cranial meningioma surgery-a single-center 25-year experience[J]. Acta Neurochir(Wien),2018,160(9)：1801-1812.

[24] FOUNTAS K N,HADJIGEORGIOU G F,KAPSALAKI E Z,et al. Surgical and functional outcome of olfactory groove meningiomas：Lessons from the past experience and strategy development[J]. Clin Neurol Neurosurg,2018,171：46-52.

[25] VOSS K M,SPILLE D C,SAUERLAND C,et al. The Simpson grading in meningioma surgery：does the tumor location influence the prognostic value? [J]. 2017,133(3)：641-651.

[26] SCHIPMANN S,SCHWAKE M,SPORNS P B,et al. Is the Simpson Grading System Applicable to Estimate the Risk of Tumor Progression After Microsurgery for Recurrent Intracranial Meningioma? [J]. World Neurosurg,2018,119：e589-e597.

[27] GALLAGHER M J,JENKINSON M D,BRODBELT A R,et al. WHO grade 1 meningioma recurrence：Are location and Simpson grade still relevant? [J]. Clin Neurol Neurosurg,2016,141：117-121.

［28］QUINONES-HINOJOSA A,KAPREALIAN T,CHAICHANA K L,et al. Pre-operative factors affecting resectability of giant intracranial meningiomas[J]. Can J Neurol Sci,2009,36(5):623-630.

［29］LEMEE J M,CORNIOLA M V,DA BROI M,et al. Extent of Resection in Meningioma:Predictive Factors and Clinical Implications[J]. Sci Rep,2019,9(1):5944.

［30］CORNIOLA M V,LEMEE J M,DA BROI M,et al. Posterior fossa meningiomas:perioperative predictors of extent of resection,overall survival and progression-free survival[J]. Acta Neurochir(Wien), 2019,161(5):1003-1011.

［31］LEVINE Z T,BUCHANAN R I,SEKHAR L N,et al. Proposed grading system to predict the extent of resection and outcomes for cranial base meningiomas[J]. Neurosurgery,1999,45(2):221-230.

［32］BROKINKEL B,HOLLING M,SPILLE D C,et al. Surgery for meningioma in the elderly and long-term survival:comparison with an age- and sex-matched general population and with younger patients[J]. J Neurosurg,2017,126(4):1201-1211.

［33］KOUTOUROUSIOU M,FERNANDEZ-MIRANDA J C,WANG E W,et al. Endoscopic endonasal surgery for olfactory groove meningiomas:outcomes and limitations in 50 patients[J]. Neurosurg Focus, 2014,37(4):E8.

［34］KOUTOUROUSIOU M,FERNANDEZ-MIRANDA J C,STEFKO S T,et al. Endoscopic endonasal surgery for suprasellar meningiomas:experience with 75 patients[J]. J Neurosurg,2014,120(6):1326-1339.

［35］DA SILVA C E,PEIXOTO DE FREITAS P E. Recurrence of Skull Base Meningiomas:The Role of Aggressive Removal in Surgical Treatment[J]. J Neurol Surg B Skull Base,2016,77(3):219-225.

［36］SCHNEIDER M,SCHUSS P,GURESIR A,et al. Surgery for posterior fossa meningioma:elevated postoperative cranial nerve morbidity discards aggressive tumor resection policy[J]. Neurosurg Rev,2020.

［37］SCHNEIDER M,SCHUSS P,GURESIR A,et al. Cranial Nerve Outcomes After Surgery for Frontal Skull Base Meningiomas:The Eternal Quest of the Maximum-Safe Resection with the Lowest Morbidity

[J]. World Neurosurg,2019,125:e790-e796.

[38] BARTEK J JR.,SJAVIK K,FORANDER P,et al. Predictors of severe complications in intracranial meningioma surgery: a population-based multicenter study[J]. World Neurosurg,2015,83(5):673-678.

[39] XIAO X,ZHANG L,WU Z,et al. Surgical resection of large and giant petroclival meningiomas via a modified anterior transpetrous approach[J]. Neurosurg Rev,2013,36(4):587-593;discussion 593-584.

[40] CHEN Z Y,ZHENG C H,TANG L,et al. Intracranial meningioma surgery in the elderly(over 65 years):prognostic factors and outcome[J]. Acta Neurochir(Wien),2015,157(9):1549-1557;discussion 1557.

[41] GOUSIAS K,SCHRAMM J,SIMON M. The Simpson grading revisited:aggressive surgery and its place in modern meningioma management[J]. J Neurosurg,2016,125(3):551-560.

[42] ZENTNER J,MEYER B,VIEWEG U,et al. Petroclival meningiomas:is radical resection always the best option? [J]. J Neurol Neurosurg Psychiatry,1997,62(4):341-345.

[43] EHRESMAN J S,GARZON-MUVDI T,ROGERS D,et al. Risk of Developing Postoperative Deficits Based on Tumor Location after Surgical Resection of an Intracranial Meningioma[J]. J Neurol Surg B Skull Base,2019,80(1):59-66.

[44] ROS-SANJUAN A,IGLESIAS-MORONO S,CARRASCO-BRENES A, et al. Atypical Meningiomas:Histologic and Clinical Factors Associated With Recurrence[J]. World Neurosurg,2019,125:e248-e256.

[45] ZHANG G J,ZHANG G B,ZHANG Y S,et al. World Health Organization Grade III(Nonanaplastic) Meningioma:Experience in a Series of 23 Cases[J]. World Neurosurg,2018,112:e754-e762.

[46] LAM SHIN CHEUNG V,KIM A,SAHGAL A,et al:Meningioma recurrence rates following treatment:a systematic analysis,in,2018, Vol 136,pp 351-361.

[47] MASALHA W,HEILAND D H,DELEV D,et al. Survival and Prognostic Predictors of Anaplastic Meningiomas[J]. World Neurosurg, 2019,131:e321-e328.

［48］ KOTECHA R S, PASCOE E M, RUSHING E J, et al. Meningiomas in children and adolescents：a meta-analysis of individual patient data ［J］. Lancet Oncol, 2011, 12（13）：1229-1239.

［49］ BALIK V, KOURILOVA P, SULLA I, et al. Recurrence of surgically treated parasagittal meningiomas：a meta-analysis of risk factors ［J］. Acta Neurochir（Wien）, 2020.

［50］ NANDA A, BIR S C, KONAR S, et al. World Health Organization Grade I Convexity Meningiomas：Study on Outcomes, Complications and Recurrence Rates［J］. World Neurosurg, 2016, 89：620-627. e622.

［51］ HWANG W L, MARCISCANO A E, NIEMIERKO A, et al. Imaging and extent of surgical resection predict risk of meningioma recurrence better than WHO histopathological grade［J］. Neuro Oncol, 2016, 18（6）：863-872.

［52］ PESSINA F, NAVARRIA P, CLERICI E, et al. Intracranial Meningiomas：A Systematic Analysis of Prognostic Factors for Recurrence in a Large Single Institution Surgical Series［J］. World Neurosurg, 2019, 123：e273-e279.

［53］ OHBA S, KOBAYASHI M, HORIGUCHI T, et al. Long-term surgical outcome and biological prognostic factors in patients with skull base meningiomas［J］. J Neurosurg, 2011, 114（5）：1278-1287.

［54］ KARIMI S, VYAS MV, GONEN L, et al. Prognostic significance of preoperative neutrophilia on recurrence-free survival in meningioma ［J］. Neuro Oncol, 2017, 19（11）：1503-1510.

［55］ HEALD J B, CARROLL T A, MAIR R J. Simpson grade：an opportunity to reassess the need for complete resection of meningiomas ［J］. Acta Neurochir（Wien）, 2014, 156（2）：383-388.

［56］ EHRESMAN J S, GARZON-MUVDI T, ROGERS D, et al. The Relevance of Simpson Grade Resections in Modern Neurosurgical Treatment of World Health Organization Grade I, II, and III Meningiomas［J］. World Neurosurg, 2018, 109：e588-e593.

［57］ SAHM F, SCHRIMPF D, STICHEL D, et al. DNA methylation-based classification and grading system for meningioma：a multicentre, retrospective analysis[J]. Lancet Oncol,2017,18(5):682-694.

[58] OYA S,KAWAI K,NAKATOMI H, et al. Significance of Simpson grading system in modern meningioma surgery：integration of the grade with MIB-1 labeling index as a key to predict the recurrence of WHO Grade I meningiomas[J]. J Neurosurg,2012,117(1):121-128.

[59] OTERO-RODRIGUEZ A,TABERNERO M D,MUNOZ-MARTIN M C, et al. Re-Evaluating Simpson Grade I,II,and III Resections in Neurosurgical Treatment of World Health Organization Grade I Meningiomas[J]. World Neurosurg,2016,96:483-488.

[60] BROKINKEL B,STUMMER W,SPORNS P. Simpson grade IV resections of skull base meningiomas：does the postoperative tumor volume impact progression? [J]. J Neurooncol,2018,137(1):219-221.

[61] LI D,JIANGP,XU S,et al. Survival impacts of extent of resection and adjuvant radiotherapy for the modern management of high-grade meningiomas[J]. 2019,145(1):125-134.

[62] SUGHRUE M E,KANE A J,SHANGARI G,et al. The relevance of Simpson Grade I and II resection in modern neurosurgical treatment of World Health Organization Grade I meningiomas[J]. J Neurosurg,2010,113(5):1029-1035.

[63] WANG C,KAPREALIAN T B,SUH J H,et al. Overall survival benefit associated with adjuvant radiotherapy in WHO grade II meningioma[J]. Neuro Oncol,2017,19(9):1263-1270.

[64] ZHI M,GIRVIGIAN M R,MILLER M J,et al. Long-Term Outcomes of Newly Diagnosed Resected Atypical Meningiomas and the Role of Adjuvant Radiotherapy [J]. World Neurosurg, 2019, 122: e1153-e1161.

[65] CHAMPEAUX C,DUNN L. World Health Organization grade II meningiomas[J]. Acta Neurochir(Wien),2016,158(5):921-929;discussion 929.

[66] CHAMPEAUX C,HOUSTON D,DUNN L. Atypical meningioma. A study on recurrence and disease-specific survival[J]. Neurochirurgie,2017,63(4):273-281.

[67] CHAMPEAUX C,WILSON E,SHIEFF C,et al. WHO grade II menin-

gioma：a retrospective study for outcome and prognostic factor assessment［J］. J Neurooncol, 2016, 129（2）：337-345.

［68］ DOBRAN M, MARINI A, SPLAVSKI B, et al. Surgical treatment and predictive factors for atypical meningiomas：a multicentric experience［J］. World Neurosurg, 2020.

［69］ NANDA A, BIR S C, KONAR S, et al. Outcome of resection of WHO Grade II meningioma and correlation of pathological and radiological predictive factors for recurrence［J］. J Clin Neurosci, 2016, 31：112-121.

［70］ BIR S C, KONAR S, MAITI T K, et al. Surgical Outcomes and Predictors of Recurrence in Elderly Patients with Meningiomas［J］. World Neurosurg, 2016, 90：251-261.

［71］ MARUYAMA K, SHIN M, KURITA H, et al. Proposed treatment strategy for cavernous sinus meningiomas：a prospective study［J］. Neurosurgery, 2004, 55（5）：1068-1075.

［72］ GOLDBRUNNER R, MINNITI G, PREUSSER M, et al. EANO guidelines for the diagnosis and treatment of meningiomas［J］. Lancet Oncol, 2016, 17（9）：e383-391.

［73］ ZHOU H, WU Z, WANG L, et al. Microsurgical Treatment of Tuberculum Sellae Meningiomas with Visual Impairments：A Chinese Experience of 56 Cases［J］. Turk Neurosurg, 2016, 26（1）：48-53.

［74］ HAO S, TIAN R, WU Z, et al. Clinical characteristics and prognosis factors analysis for post-operative ptosis of sphenocavernous meningiomas：a single institution study［J］. Clin Neurol Neurosurg, 2015, 131：35-41.

［75］ HUANG G Y, ZHANG J T, WU Z, et al.［Microsurgical treatment for jugular foramen meningiomas］［J］. Zhonghua Yi Xue Za Zhi, 2012, 92（41）：2921-2923.

［76］ TANG J, ZHANG L, ZHANG J, et al. Microsurgical management of primary jugular foramen meningiomas：a series of 22 cases and review of the literature［J］. Neurosurg Rev, 2016, 39（4）：671-683.

［77］ HIRSCH W L, SEKHAR L N, LANZINO G, et al. Meningiomas involving the cavernous sinus：value of imaging for predicting surgical complications[J]. AJR Am J Roentgenol, 1993, 160(5): 1083-1088.

[78] LI Z, LI H, JIAO Y, et al. A comparison of clinicopathological features and surgical outcomes between pediatric skull base and non-skull base meningiomas[J]. Childs Nerv Syst, 2017, 33(4): 595-600.

[79] TAO X, WANG K, DONG J, et al. Clinical features, surgical management, and prognostic factors of secretory meningiomas: a single-center case series of 149 patients[J]. J Neurooncol, 2018, 136(3): 515-522.

[80] ZHANG G, ZHANG Y, ZHANG G, et al. Outcome and prognostic factors for atypical meningiomas after first recurrence[J]. J Clin Neurosci, 2019, 63: 100-105.

[81] CAO X, HAO S, WU Z, et al. Treatment Response and Prognosis After Recurrence of Atypical Meningiomas[J]. World Neurosurg, 2015, 84(4): 1014-1019.

[82] YANG Y, LI D, CAO X Y, et al. Clinical Features, Treatment, and Prognostic Factors of Chordoid Meningioma: Radiological and Pathological Features in 60 Cases of Chordoid Meningioma[J]. World Neurosurg, 2016, 93: 198-207.

[83] ZHANG G J, ZHANG Y S, ZHANG G B, et al. Prognostic Factors, Survival, and Treatment for Intracranial World Health Organization Grade II Chordoid Meningiomas and Clear-Cell Meningiomas[J]. World Neurosurg, 2018, 117: e57-e66.

[84] LI P, YANG Z, WANG Z, et al. Clinical features of clear cell meningioma: a retrospective study of 36 cases among 10,529 patients in a single institution[J]. Acta Neurochir(Wien), 2016, 158(1): 67-76.

[85] LI H, ZHANG Y S, ZHANG G B, et al. Treatment Protocol, Long-Term Follow-Up, and Predictors of Mortality in 302 Cases of Atypical Meningioma[J]. World Neurosurg, 2019, 122: e1275-e1284.

[86] CAO X, HAO S, WU Z, et al. Survival rates, prognostic factors and treatment of anaplastic meningiomas[J]. J Clin Neurosci, 2015, 22(5): 828-833.

[87] ZHANG G J, ZHANG Y S, ZHANG G B, et al. Prognostic factors

and the management of anaplastic meningioma［J］. Clin Neurol

Neurosurg，2018，170：13-19.

第四节　手术器械

　　神经外科手术依赖专业的设备和器械，主要设备包括电动手术床、层流手术间等基本设备，手术显微镜、内镜等观瞄设备，术中 B 超、CT 和 MRI 和神经导航等定位和辅助定位设备，电动/气动开颅动力装置以及超声吸引器、激光刀、电磁刀等用于开颅和肿瘤切除的设备，以及术中神经电生理监测的专业设备。由于上述设备构造复杂，使用均需要严格依照相应的标准化操作流程规范进行，故不作为本章节的重点。接下来，我们将参照自身日常工作中常规应用的开颅器械包和显微器械包，就其内容及代表性器械的使用体会做一介绍。

　　首先，必须指出的是，为了方便取用，提高工作效率，避免资源浪费，我们将术中使用频率最高的，最具有代表性和实用价值的器械分别打包成开颅器械包和显微器械包，而使用频率不高的器械通常单独包装消毒，根据术中实际需要取用。比如，近些年来我们根据实际情况，陆续分别将线锯、导板、银夹、脑穿针、手摇钻等从开颅器械包中撤除，这些器械单独包装消毒配用。

　　目前，我们的常规幕下开颅器械包内容见表 1-5(图 1-7)。

表 1-5　常规幕下开颅器械包内容

名称	详细	数量
后颅窝牵开器	长/短	各 1
双关节咬骨钳	尖嘴/平嘴/侧头鹰嘴	各 1
椎板咬骨钳	上口 90°/130°	各 1
头皮拉钩	双头	3
刀柄	3 号/4 号/7 号	各 1
手持脑压板	(圆头、同宽、带刻度) 窄/中/宽	各 1
吸引器管	(直、圆头、带侧孔) 细 (短/长)/中/粗	各 1
骨膜剥离子	平头/弯头	各 1
骨刮匙	单头	2
脑膜剥离子	一直一弯/双弯	各 1
手术镊子	有齿/无齿/枪状/脑膜	各 2
手术剪刀	直尖/弯尖/硬膜	各 1
头皮夹钳	/	3
持针器	/	4
止血钳	蚊式/直头/弯头	各 4
小巾钳	/	4
组织钳	/	4
卵圆钳	弯头	2
注射器针头	长	2

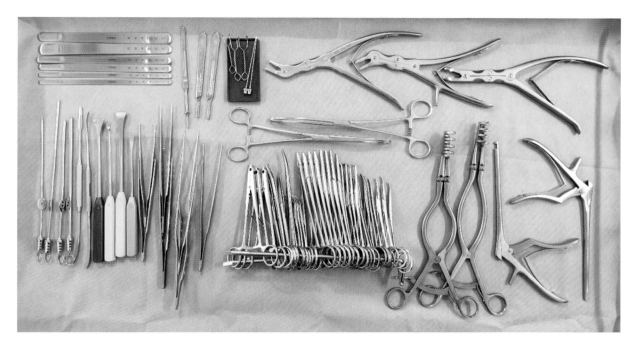

图 1-7 常规幕下开颅器械包

此外,根据需要对独立包装的各类缝线、头皮夹、棉条、棉片和刀片(11 号和 22 号),以及止血材料,如吸收性明胶海绵、可吸收止血纱布(速即纱)等,进行单独拆封和计数。

这里需要说明的几点:①双关节咬骨钳通常在扩大咬除骨窗使用时,应将咬骨钳一头紧贴骨窗的硬膜面,另一头紧贴骨窗的外表面,待固定好后用力下压钳柄,使钳取的部分被咬骨钳以垂直方向的力咬断,进而取出。不宜在未咬断的情况下使用"掰、翘、揪"等动作(图 1-8A)。②在后颅窝开颅时,正确使用骨膜剥离子常常起到事半功倍的效果(图 1-8B)。后颅窝肌肉与颅骨附着常在上项线、下项

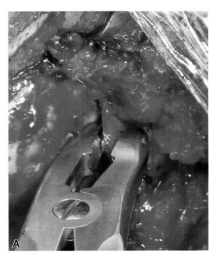
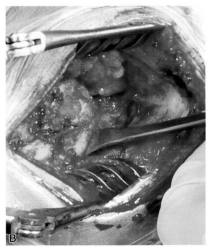

图 1-8 双关节咬骨钳(A)与骨膜剥离子(B)的应用

线、二腹肌沟、颈静脉突、横突等骨性突起的部分,除此之外的区域,可以使用骨膜剥离子,前端可视情况顶着展开的湿纱布一角,保持在骨膜下层进行骨质表面的肌肉分离,出血少效率高。③颅底入路开颅过程中,我们特别强调保持硬膜完整性对于保护脑组织和加快手术进程的重要性,因此需要合理使用硬膜剥离子。使用硬膜剥离子时,由于其前端很薄,存在切割开硬膜伸入硬膜下的可能性,因而在硬膜和颅骨粘连较紧密的情况下,我们很少采用将其直接深入硬膜外间隙进行游离的动作,而是先在骨孔内置入全厚的吸收性明胶海绵块或利用削薄的吸收性明胶海绵制成的海绵卷,进而伸入硬膜剥离子,使其顶着前方的吸收性明胶海绵在硬膜外层完成钝性分离。对于需要游离静脉窦的操作,我们通常会选择前头厚度和弧度更大的骨刮匙而不是硬膜剥离子,具体方法见"岩斜区脑膜瘤"章经岩乙状窦前入路一节。

我们目前常规的显微器械包见表1-6(图1-9)。

需要指出的一点,这其中诸如双极、显微剪刀、吸引器等大多数显微器械在使用时要求保持相对固定的"持握"把位。比如使用双极时,示指、中指与拇指分别夹持双极镊子两支的固定位置,无名指在器械下方起到支撑器械作用,而小指依托于术野外固定物起到支撑、稳定手掌的作用。吸引器也是相同的道理。这种情况下,通过手持双极或吸引器把位的向前或向后移动而起到缩短或延长双极或吸引器工作长度的效果十分有限(图1-10)。因此在显微器械包中,我们通常需要为浅部和深部不同的工作距离而准备多把长度不同的同类器械。另一方面,显微剥离子、蛛网膜刀在使用时除了"持握"把位,还可以采用"捏""掐"等把位,而且可以通过把持手柄的不同位置达到延长或缩短工作距离的目的。因此,在筛选、准备显微器械包时,这类可以由使用者自主调整工作长度的器械,选择时更多考虑的是头端大小、形状等的适用性。

表1-6 常规显微手术器械包

名称	详细描述	数量
双极电凝	Aesculap 普通直	1
	Sutter 普通直/长直/小头/上弯	各1
显微剪刀	长直/长弯/短直/短弯	各1
组织剪刀	长弯	1
枪状持瘤镊	长/短	各1
显微吸引器	长/短	各1
垂体瘤刮圈	枪状上弯	1
蛛网膜刀	/	1
显微剥离子	长直/尖钩/球头/弯头	各1

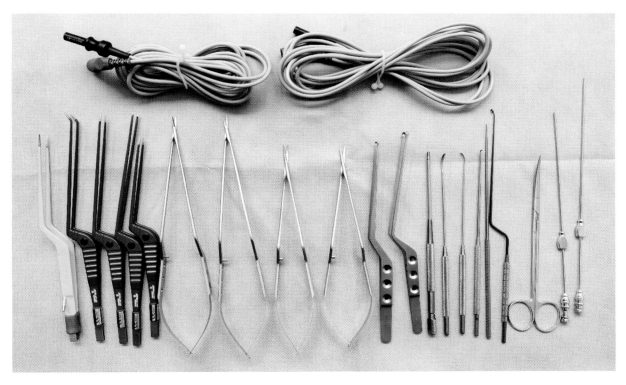

图 1-9　常规的显微手术器械包

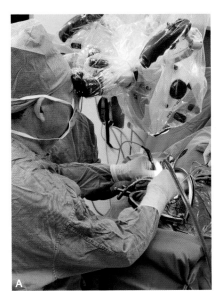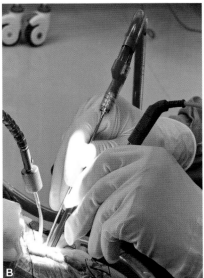

图 1-10　术者的手术姿态（A）及双极、吸引器的持握方法（B）

　　在我们分别介绍双极、吸引器和显微剪刀使用经验之前,必须指出的两点是:①每一样器械在被使用时,术者希望达成的目的和相应的使用方法不是一成不变的,跟使用者个人经验有关,没有绝对的正确或错误之分,但其是否能够达成目的并达到最佳的效果,往往还需要跟术者在使用该器械时完成的操作动作紧密结合。就好比武术中为完成"劈"的动作,我们可以选择刀、剑、棍、斧等不同兵器,但无论选择哪种兵器,都要手持该兵器完成从高高举起到快速而深深落下的连贯动作,唯此才能称之为"劈"。反之,如果下落的速度很慢或下落到一半时突然停住,这一动作无论如何也不能称之为"劈"。我们认为,器械作为载体,传递的是术者每一个技术动作的意图。青年医师在观摩学习手术时,与其将注意力全部集中在术者使用什么器械上,不如将关注点转移到术者使用该器械完成了哪些完整的操作动作。②器械的使用,应该特别强调左右手的相互配合。我们认为,究竟双极和吸引器分别由哪只手持握跟术者的个人习惯和动作意图有关,同样没有绝对的正确与错误之分。但两把器械是不是能够相互协同配合至关重要。青年医师在日常操作过程中,应该有意识思考如何才能将左右手的两边器械做到更好的配合工作。比如完成一个动作时,谁为主谁为辅,谁为阳谁为阴,谁为正谁为奇,以及两支器械之间最佳的角度、深度等。勤于思考,勤于实践,久而久之,才能逐渐养成良好的双手配合的操作习惯(视频 1-1、视频 1-2)。

　　我们使用双极可以达成止血、分离、切割和使瘤体挛缩等不同目的。每一种目的我们都是要在深

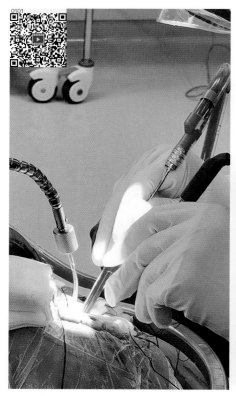

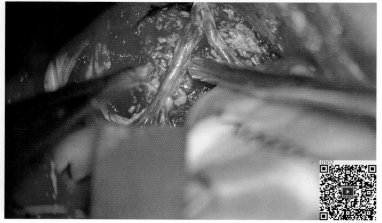

视频 1-1　双手配合操作　　　　　　视频 1-2　双手持器械配合完成第一部分减瘤手术操作

刻体会目标物的特点基础上,利用了双极的不同特性并充分结合相应的动作才能实现(图1-11)。例如止血时,我们利用的是双极镊子尖之间的电流使血管壁细胞焦联,因此在使用时,既不能用双极镊子将血管夹持过紧造成短路,也不能使用过强的输出功率(通常不超过8)从而避免碳化粘连。例如完成分离操作时,当分离蛛网膜时,我们会选择尖端较细长且捏合张力较大的 Aesculap 直头双极;而当要进行脑干实质内瘤脑界面分离时,我们会选择尖端裸露部分很小且张力较小的 Sutter 小头双极,并将输出功率调整到能够完成操作的最小电流(通常6~7),这样可以尽量减少电凝时电流对周边正常结构的干扰并通过减少操作幅度增加器械的稳定性。再比如我们完成切割肿瘤的操作时,我们会选择尖端较宽的双极,并选择稍高的输出功率(8~12),并结合反复夹持-张开的工作,这样才能高效安全地完成切割动作。在瘤脑界面电凝肿瘤使其皱缩、精确电凝出血点、电凝结合分离等操作可以参见本节视频1-4。

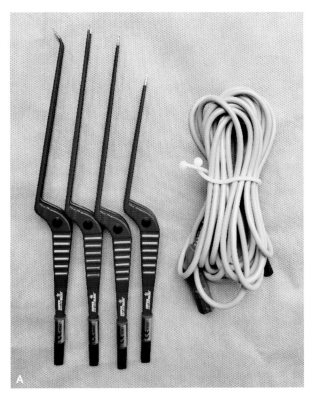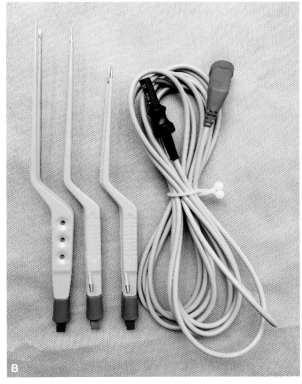

图 1-11　根据不同的操作目的选择不同的双极

A. Sutter 双极;B. Aesculap 双极

吸引器的使用在颅脑肿瘤切除中常常起到非常关键的作用。通常情况下,我们利用吸引器可以完成吸引、显露、分离的操作目的。就吸引而言,其对象可以是血、脑脊液、肿瘤、肿瘤内容物等不同性状的物质,需要我们根据情况适时调整吸引器吸力的大小,在一些关键部位,更应该配合吸引器角度和方向变化,做到精准调控。显露和分离可以是利用吸引器牵开或切割正常结构,比如牵开神经、血管,切割蛛网膜释放脑脊液;也可以是利用肿瘤和脑组织质地、硬度和黏滞性之间的差异,使用吸引器分离、显露瘤脑界面;还可以是在分离脑外肿瘤的瘤脑界面时,我们利用吸引器顶着一个棉片,将其置入已经分离出的瘤脑界面,并继续向深部置入,从而起到隔绝和钝性分离的双重作用。

国内外很多单位是由巡回护士通过调节吸引器装置旋钮而控制吸引器吸力大小的。与之不同的是,我们主要是通过术者自主控制吸引器侧孔开放程度来调控吸力大小变化的。我们体会其最大的优势在于术者能够当术中情况变化时在第一时间对吸引器吸力做出适当调整。另外,相较于多侧孔或水滴型的侧孔设计,我们更倾向于侧孔采用单一圆孔(孔径略小于管内径)的设计(图 1-12)。因为当使用侧孔为单一圆孔的吸引器时,术者只需要对负责侧孔的手指进行上抬或下压的动作即可完成对侧孔开放程度的控制,不需要进行过多的前后移动的动作,既容易保持吸引器的稳定性,又提高了工作效率。

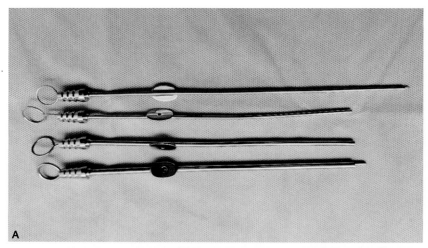

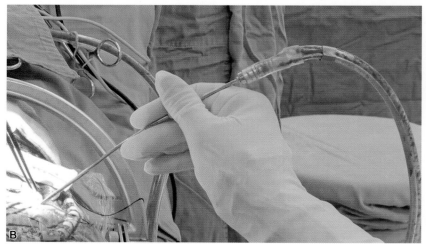

图 1-12　术中常用的吸引器(A)及其持握方法(B)

此外,我们对吸引器的要求还包括通体光滑,头端避免出现能够产生切割力的断面,软硬适中,管身能够根据手术需要做适当程度弯曲。

显微剪刀作为另一样重要的手术器械,在手术中发挥修剪和分离的重要作用。我们体会,在完成显露性分离操作时,显微剪刀的效率往往要高于神经剥离子,因此我们往往更提倡使用剪刀完成对蛛网膜粘连带的锐性操作。但需要指出的是,无论是修剪还是分离操作,必须保证剪刀的刀尖和刀刃面始终处于术者的直视范围内。深部操作时,宜选择膝状剪刀,以利于剪刀刀头与操作面的充分暴露。使用显微剪刀进行锐性分离的操作可以参见本节视频 1-3。

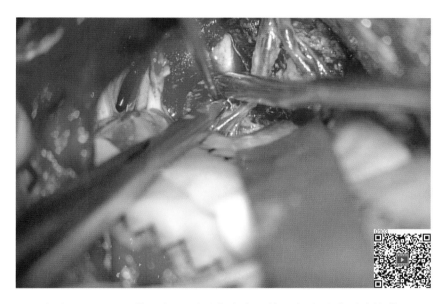

视频 1-3 利用剪刀与吸引器配合完成第二部分减瘤手术操作

最后,需要指出的是,上述双极、吸引器和显微剪刀都属于精密易损器械,术者使用时要妥善爱护,避免粗暴操作,器械护士需要及时清洁,术后定期保养维护。

以一个桥小脑角脑膜瘤的岩静脉后方肿瘤切除为例,图 1-13A 图显示被岩静脉遮挡的肿瘤,B 图显示肿瘤切除术后,神经及血管解剖保留完好。该部分肿瘤分三次减瘤操作完成,视频 1-2 展示双手持器械配合完成第一部分减瘤操作。视频 1-3 显示充分利用剪刀的锐性分离与吸引器配合完成第二部分减瘤操作。视频 1-4 展示双极电凝结合剪刀完成第三部分减瘤操作。

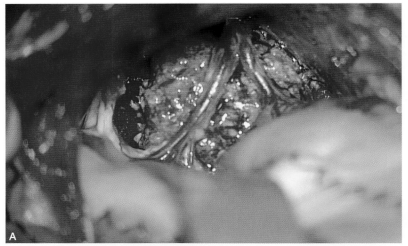

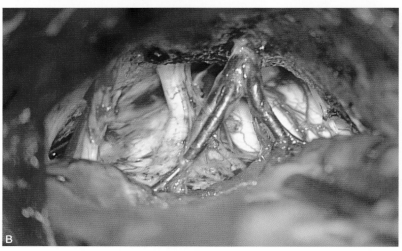

图 1-13　肿瘤切除前（A）与切除后（B）

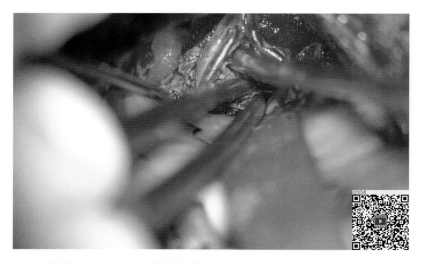

视频 1-4　双极电凝结合剪刀完成第三部分减瘤手术操作

（王　亮）

第五节 手术原则与策略

在我们看来,在手术原则、手术目标、手术策略与手术技巧几个因素中,手术原则是最根本的,是术者无论在任何情况下都要严格遵守的。而基于手术原则基础之上的,首先是要有明确的手术目标,它在很多程度上决定了手术策略的制定。掌握尽可能多的手术技巧也很重要,但只有在正确的手术原则、明确的手术目标和清晰的手术策略基础之上,熟练的手术技巧才能最大限度地发挥其作用。其关系可以用图 1-14 表示。

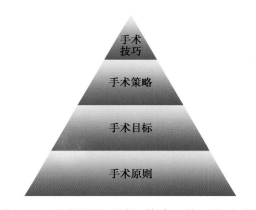

图 1-14 手术原则、目标、策略和技巧的关系图

一、手术原则

针对颅底脑膜瘤,我们总结了如下几条基本原则。

1. 对正常脑组织的保护至关重要,贯穿手术全过程 遵循这一手术原则,我们需要强调两点:①在暴露切除肿瘤之前,首先应该降低脑组织张力。而达到这一目标,最直接有效的方法是释放脑脊液。在多种释放脑脊液方法中,开放自然间隙(如脑池)从安全性和效率角度均优于开放脑室或脑沟。因此,在完成不同颅底手术入路的开颅后,术者应该根据病变具体位置,首先选择开放相应的脑池。②在切除肿瘤过程中,应该恰当使用自动脑板。有国内外同行倡导开展"无牵拉手术",实际就是"无脑板牵拉手术"。我们不排斥使用自动脑板,因为正确地使用脑板,它会成为我们高效、安全手术的得力助手。脑板在手术前期主要起到牵开脑组织遮挡的作用,因此其作用力应该是平行于脑组织方向的牵张力,而不应该对下方的脑组织产生压力。手术过程中,尽量减少对脑板的移动。在手术后期,脑组织张力进一步减低,脑板主要起保护其深方脑组织的作用。因此在自动脑板的选择上,我们更多地选择前后同宽的。至于脑板的宽度,应避免选择过宽或过窄的,过宽的脑板置入深度常受到影响,过窄的脑板会增加深方脑组织压强,增加损伤机会。

2. 对正常神经、血管的保护同样至关重要 这需要:①术者对病人术前 CT、MRI,特别是三维重建的 CTA、DSA 表现做到了然于胸。②术者对肿瘤累及区域内的生理解剖和病理解剖有清晰的认识,能够在可能出现神经、血管走行的区域主动放慢操作节奏,做到有意识地"预先保护",或在不能完全辨认是否属于"过路血管"的情况下主动保留而非离断该血管。肿瘤与穿行其中的神经、血管存在三种病理解剖关系,一是两者之间存在蛛网膜间隙,二是两者之间蛛网膜间隙消失(图 1-15),最后一种则是血管外膜或神经鞘膜瘤化(图 1-16)。对于存在蛛网膜间隙和界面的第一种情况,采用钝性或锐性分离都没有正确或错误之分,术者根据自身经验酌情选择。但对于第二种情况,我们主张采用显微剪刀或尖刀的锐性操作去解剖受累的正常神经和血管。一旦有目标血管或神经的损伤,锐性分离造成的创面大多较为规整,较之钝性分离的创面而言,更便于采用原位缝合的方法进行修补。③病变处理前正常神经、血管的病理解剖位置是与肿瘤的发生发展方向相对应的,随着病变的逐步处理,正常血管、神经的走行会发生相应的位移(图 1-17),故切除过程中应注意对位移血管、神经的保护,特别强调首次处理时应做到确切,尽量不遗留可疑出血点或肿瘤块在血管和神经上,以免因为上述结构的位移导致返工时无法找到相应的问题造成隐匿性出血风险或不必要的肿瘤残留。

    3. 各个操作动作,应该做到有的放矢,有始有终   颅底肿瘤切除,大多在血管、神经、组织间隙内进行,为了避免副损伤,术者在完成每一个操作动作时都应该目的明确,避免半途而废。具体地说,

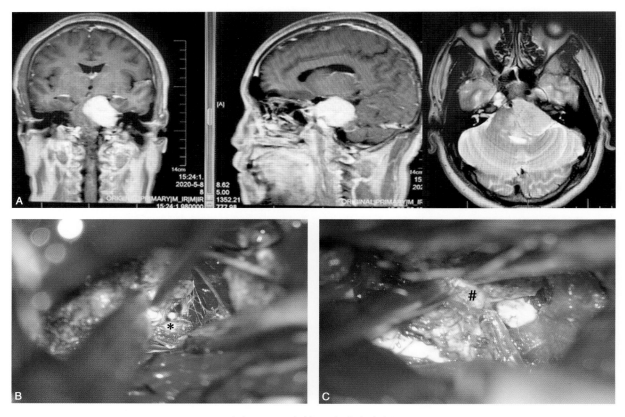

图 1-15　岩斜区脑膜瘤病例

A. 示术前头 MRI,采用颞下经岩前入路;B. 示肿瘤与神经之间有蛛网膜间隔(标 * 的位置);C. 示肿瘤与脑干及小脑上动脉之间蛛网膜间隔消失(标#的位置)

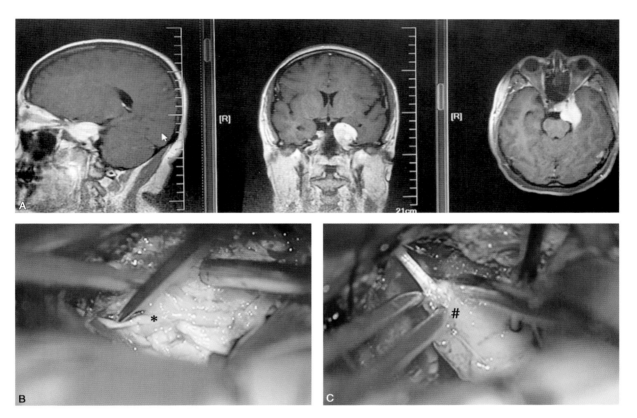

图 1-16　左岩斜区脑膜瘤病例

A. 示术前头 MRI，采用颞下经岩前入路；B. 示滑车神经脑池段瘤化（标 * 的位置）；C. 示展神经脑池段瘤化（标#的位置）

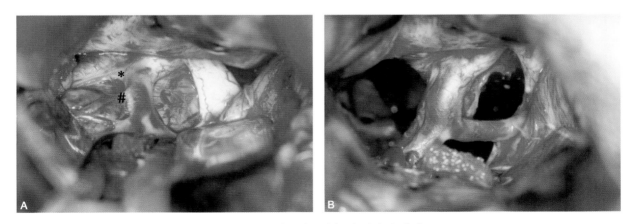

图 1-17　左额颞入路切除后床突病变

A、B 图显示肿瘤切除前、后，相同视角条件下，后交通动脉（标 * 的位置）与脉络膜前动脉（标#的位置）的位移变化，故术中需要注意保护

应该尽量做到四个减少,即减少重复操作;减少视角变化;减少器械进出术野的次数,以及减少更换器械的次数。我们评价手术操作的娴熟程度,不是比较动作频率快慢,而是每一个动作是否达到了预期效果。

二、手术目标

对于颅底脑膜瘤而言,不论手术部位、生长方式,我们手术的基本目标是一致的,即在肿瘤性质允许的范围内尽可能全切除肿瘤,不对周围正常神经、血管和脑组织造成损伤。在此基础上,更高层次的目标是能够通过手术缓解病人术前的症状。比如鞍结节脑膜瘤病人术前视力下降,为了达成这一目标,要求我们思考采取怎样的手术策略和操作细节才能在解除肿瘤对视神经压迫的同时,不会因为这些分离操作给病人视神经造成新的损伤。再比如,岩斜区脑膜瘤病人术前表现为三叉神经痛,为了达成这一目标,同样要求我们思考何种手术策略和操作才能切除肿瘤的同时缓解病人三叉神经痛,并尽量减少病人术后因三叉神经感觉支麻痹出现的面部麻木症状。

三、手术策略

在我们看来,对于颅底脑膜瘤而言,手术策略主要指如何选择手术入路,以及如何设计切除肿瘤过程中各个步骤的先后顺序。

现实情况下,同一个颅底脑膜瘤,常常有多个不同的手术入路可以到达并完成切除。在入路的选择策略上,我们更倾向于选择能够最直接显露和最方便处理肿瘤基底的手术入路。这是因为,只有铲除基底才有机会做到全切除,只有早期离断基底才能最大程度减少肿瘤供血,软化肿瘤质地,增加其活动度。为了实现这一目标,众多颅底外科大师们才在 20 世纪 70~90 年代陆续开发了各种颅底手术入路,其核心都是牺牲部分无功能的骨性结构,比如前床突、岩尖、颈静脉突、枕骨髁等,从而增加对肿瘤基底的暴露范围和角度。如今,我们在入路选择决策时,仍应该将有利于肿瘤基底显露和处理的入路作为优先考虑的范畴,尽管这一最佳的入路并不一定是直线距离最短的或开颅方式最简单的。

对于诸如一些广基底的岩斜区脑膜瘤,我们通常更倾向于选择单一手术入路,但不排斥采用一期联合入路,详见"岩斜区脑膜瘤"章节。

至于手术步骤的问题,是先完成瘤内减压还是先处理肿瘤基底,是先完全离断肿瘤基底再分块切除还是一边离断基底一边切除瘤体,这些关于手术步骤的决策往往需要在手术过程中结合肿瘤的质地、供血丰富程度等因素综合研判后才能制定,但应该以最有利于达成我们的手术目标为主要依据。

需要再三强调的是,在制定个体化的手术策略前,术者应该反复、认真读片,特别是术前头颅 CT(包含骨窗)、CTA、CTV 和 MRI(增强),明确肿瘤的"真性基底"在哪里,拟行手术入路相关骨质增生、破坏及气化如何,受累血管是否发生病理性位移及其方向,以及通过邻近脑组织是否存在水肿判断瘤脑之间的软膜界面是否完整存在等,如图 1-18 及视频 1-5 所示。

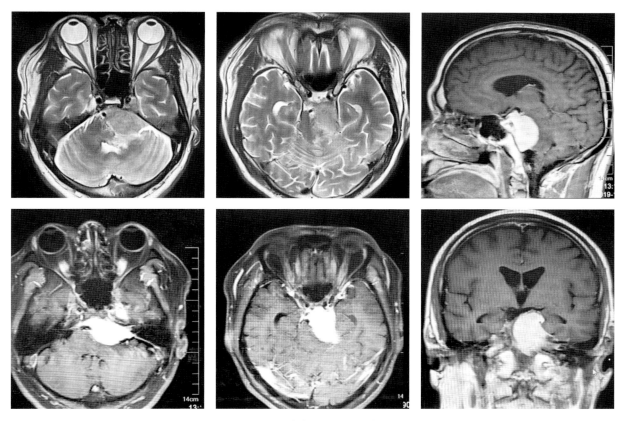

图 1-18 岩斜区脑膜瘤病人

通过术前头 MRI 判断肿瘤基底位于中上斜坡和小脑幕,T_2 像肿瘤信号特点提示肿瘤质地硬韧,T_2 像脑干广泛水肿,瘤脑界面消失提示肿瘤突破软膜浸润脑干组织,故手术入路选择经岩乙状窦前入路,术中所见证实术前判断

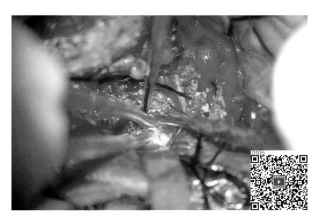

视频 1-5 通过三叉神经与面听神经之间间隙分离肿瘤与桥脑粘连手术操作

四、手术技巧

手术技巧大多数是术者结合自身情况,进行的一些经验性总结。其特点是具有可操作性但不具有普适性。在这里,我们介绍几个小技巧,希望对读者今后工作带来裨益。

我们时常会在肿瘤瘤体周边而非瘤内发现颅底脑膜瘤的一支或多支引流静脉,这种情况下,我们通常会将离断肿瘤引流静脉的操作尽量延后进行。对于少数血供非常丰富的颅底脑膜瘤,在主要肿瘤供血动脉没有切断之间就阻断肿瘤的引流静脉常常造成瘤体肿胀等情况干扰手术进程。如果血管明显阻碍手术操作,可以使用持瘤钳或双极对该引流静脉进行试夹闭,观察瘤体变化再决定是否离断。

对于正常脑组织回流到颅底硬膜的引流静脉应予尽量保护。例如颞下经岩前入路中,颞叶底面常常会出现自颞叶向后进入颅底硬膜的静脉,在术者牵开颞叶底面时,此类静脉容易出血,这时术者应首先调整吸引器的操作角度和吸力,避免进一步吸破血管。同时,另一手持器械置入略沾湿的吸收性明胶海绵块,此时双手器械配合,使吸收性明胶海绵块平铺于出血点及其周围,利用吸收性明胶海绵吸收静脉渗血膨胀之际,可以继续迅速置入修剪成方块且面积略大于吸收性明胶海绵块的全厚速即纱,使其平铺于吸收性明胶海绵块表面,必要时可以在表面加铺一层削薄的速即纱,之后以吸引器顶着湿润的小棉片在其表面略加压,使其充分发生化学反应若干秒后撤去棉片,通常情况下,静脉出血可以停止,如图 1-19 所示。这一操作的核心是利用静脉血压力低的特点,对破口短暂施压的同时加速破口周围凝血反应,使其止住血的同时保持静脉通畅。切忌反复施压,重复操作,或在静脉破口周围覆盖过多止血材料,上述情况容易导致静脉彻底撕裂、闭塞或血栓形成。

在切除质地较硬韧的颅底肿瘤或切开小脑幕、海绵窦外侧壁等硬膜结构时,我们通常会首先选择使用尖刀,与剪刀相比较,其主要优势在于:①切开的深度容易控制,切缘更容易保持在一个层面上;②不会出现打滑而误伤周边结构的情况。使用尖刀时应该特别注意对周边的正常结构进行预保护,避免误伤。图 1-20 示一例侵犯海绵窦的岩斜区脑膜瘤海绵窦内肿瘤切除前、后比较,我们使用以尖刀为主的锐性分离方式处理海绵窦外侧壁硬膜,可以参见视频 1-6。

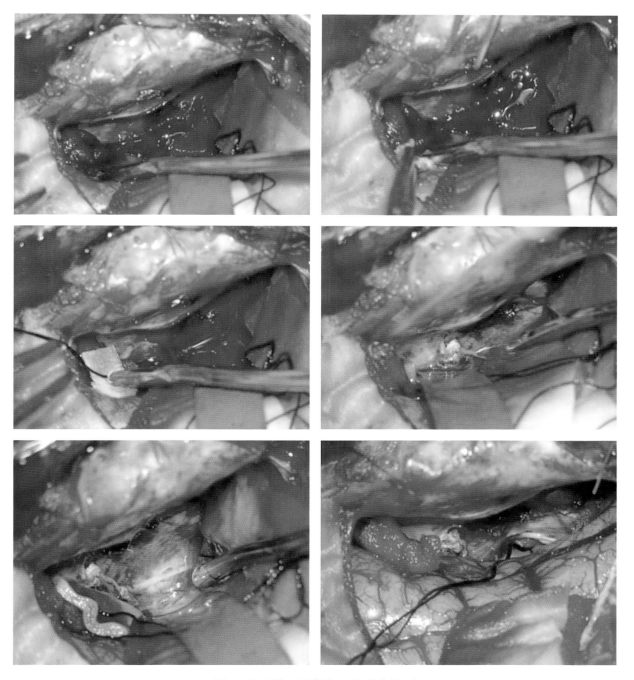

图 1-19　颞下经岩前入路手术技巧

颞底静脉出血时,先以吸引器准确找到出血点,以小块湿海绵压迫,吸引器顶住小棉片压迫出血点,可以用自动牵开器短时间压迫,进而解放双手继续操作,肿瘤切除术后检查局部引流静脉通畅,脑组织无充血、挫伤表现

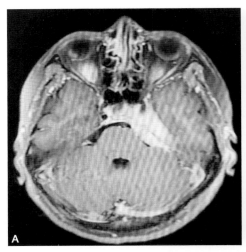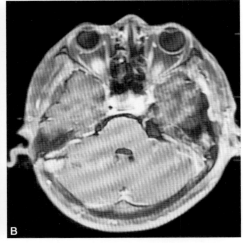

图 1-20　岩斜区脑膜瘤侵犯海绵窦术前（A）及术后（B）MRI 比较

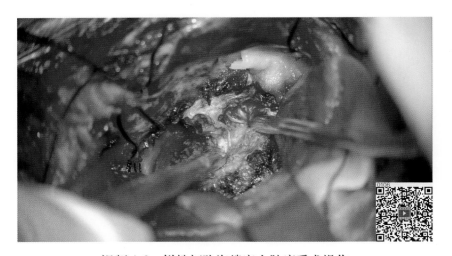

视频 1-6　锐性切除海绵窦内肿瘤手术操作

（王　亮）

第六节　手术体位与头位

对于颅底手术而言，病变的暴露对于手术能否成功实施至关重要。选择恰当的手术体位、头位与手术入路，是病变充分暴露的关键。本书将在后面的章节中针对不同部位的颅底脑膜瘤对应的手术切口设计、手术入路及手术技术要点逐一进行详细介绍，在本节中，作者将结合自身体会，就手术体位和头位的摆放做一介绍。

在欧美等发达国家，病人麻醉成功后，转运进入手术室，其手术体位和头位的摆放是由神经外科医师、巡回护士和体位师共同完成的。其中，体位师对于手术体位和头位的摆放大多具有丰富经验。我国医疗机构很少设有体位师这一专业。因此，就要求我国的神经外科医师熟练掌握病人手术体位和头位摆放的方法和要点。

　　体位摆放要求兼顾：安全性、牢固性和舒适性。颅底手术中常要求对手术床俯仰和床头的起落变换来改变术者的观察和操作角度，此外，颅底手术时间偏长，因此，作者特别强调对病人手术体位摆放牢固性和舒适性的重视。对于牢固性的要求，视频 1-7 和视频 1-8 展示的是模拟病人在侧卧位状态下前俯、后仰活动时体部、头部与手术床的位置关系保持持续的稳定。

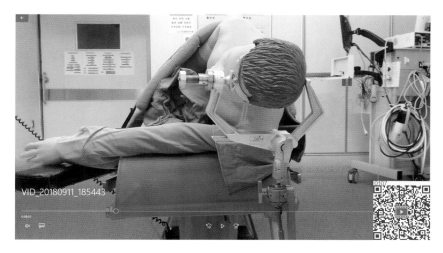

视频 1-7　展示模拟病人侧卧位状态下前俯活动时体部和头部的位置固定

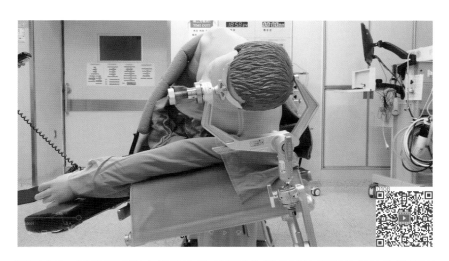

视频 1-8　展示模拟病人侧卧位状态下后仰活动时体部和头部的位置固定

　　病人头部的固定依靠 Mayfield 三钉头架，体部的固定主要依靠大单和约束带。Mayfield 三钉头架的使用需要注意下列几点：①三钉摆放时，从单钉做到双钉连线的垂线，应通过双钉连线的中点；②安装、拆除头架时特别注意保护病人的眼睛、耳朵，避免划伤；③上头架时，通常先固定双钉一侧，再固定单钉一侧；④头架使用前应确保调零，加压磅数不超过 80lb。

　　下面作者将对仰卧位、侧卧位、侧俯卧位和俯卧位等四种体位分别做一介绍。

（1）仰卧位：头部以头架固定，并根据手术需要做偏转。对于偏转角度过大（大于60°时），宜采取侧卧位。病人采取"中凹位"，手术床头端抬高15°，足端抬高10°（图1-21A），躯干部和置于其两侧的双上肢以大单包裹，以至少1根约束带固定在病人髋部（图1-21B）。对于头部需要向对侧偏转的情况，手术切口同侧肩下垫高枕（图1-21C）。当预计手术时间较长时，为提高病人舒适性，可将双上肢前臂略屈曲置于躯干上方，对侧下肢可略外旋（图1-21D）。

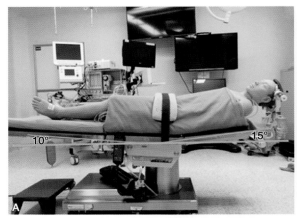
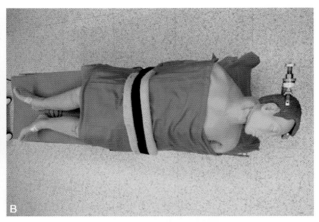
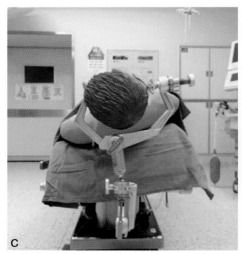
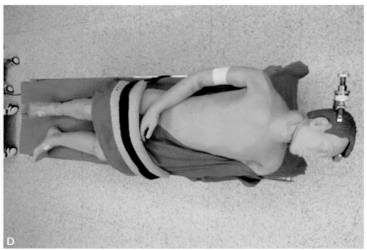

图1-21　模拟病人仰卧位的体位摆放

（2）侧卧位：病人头部以头架固定，头部长轴与地面平行或略成角。躯干采取"中凹位"，手术床头端抬高15°，足端抬高10°。以左侧侧卧位为例（图1-22），右下肢垫高，呈屈曲位，左下肢伸直，右上肢置于胸前，呈自然屈曲位，怀抱抱枕或大单卷，左上肢伸直，当左肩超出床头时，左上肢以手托固定。以大单包裹躯干部，两条约束带，一条固定在双膝关节水平，另一条固定在右上肢肘关节水平。此体位下还需要指出的三点：①是左侧肩膀应尽量靠近床边以利手术操作；②是此体位下头部和躯干部偏转角度尽量保持一致，临床上常出现的情况是躯干部与床面垂直，但头部旋前角度过大，此时容易因颈静脉回流不畅导致颅内压增高故应避免；③是根据手术需要回收下颌时，需要与麻醉医师确认气管

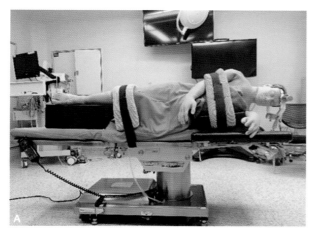
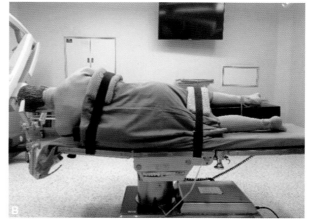
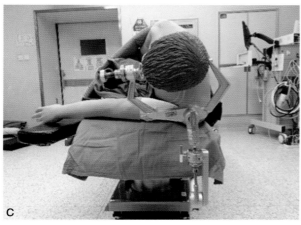
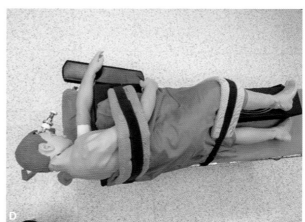

图 1-22　模拟病人侧卧位的体位摆放

插管深部及气道压变化。

（3）侧俯卧位：病人头部以头架固定，头部长轴与地面呈 45°左右交角。躯干和四肢的摆放及固定方法同侧卧位。需要指出的是：①前胸部抱枕厚度较侧卧位略增厚，垫于胸部靠外侧，避免用力挤压胸廓；②此体位下肩部通常超出床头，既利于头颈部牵开又有利于胸廓起伏，位于下方的上肢可取肘部略屈曲位，用中单采取"三角巾固定法"；③此种情况下，位于上方的肩部与手术切口之间通常有足够的操作空间，不需常规将肩部向足端牵拉；④此体位下，当回收下颌时，需要确认下颌与上肢及前胸部之间保持至少 3~5cm 的距离，见图 1-23。

（4）俯卧位：病人头部以头架固定，头部长轴与地面呈 90°垂直。躯干置于手术床中央，将手术床头端抬高 15°，肩部平床头，胸部两侧外缘和双上肢以专用的坡度垫枕垫起，双膝以下垫中单卷或垫枕，大单将躯干部和置于其两侧的双上肢包裹，至少一根约束带约束于病人腰部（图 1-24）。

需要说明的是，上述介绍的是体位和头位摆放的基本要求，相信随着近些年来各种预防压疮的硅胶垫、医用保温毯以及抗血栓压力泵等装置的广泛应用，神经外科手术的体位和头位摆放会越来越兼顾安全性、牢固性和舒适性。

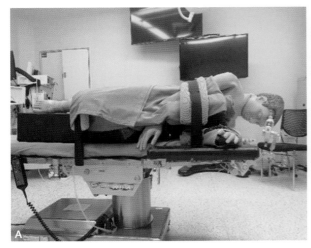
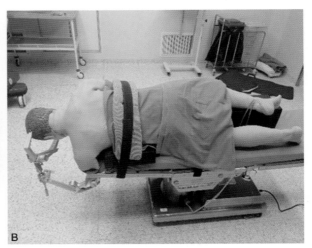
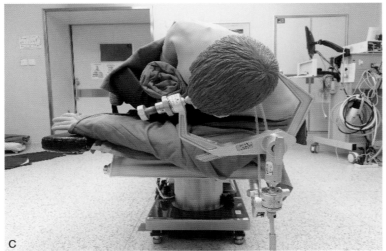

图 1-23　模拟病人侧俯卧位的体位摆放

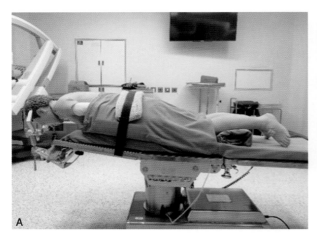
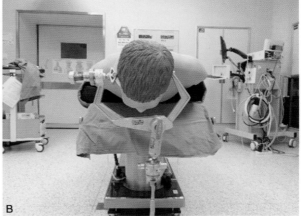

图 1-24　模拟病人俯卧位的体位摆放

（王　亮）

第二章　嗅沟脑膜瘤

一、简介

嗅沟脑膜瘤在 1938 年由 Cushing 首先描述其起源于前颅窝底中线区域,以筛骨鸡冠、筛板为中心,多呈对称性生长,部分向单侧生长,约占颅内脑膜瘤总数的 9%~18%,大多数为 WHO Ⅰ级肿瘤,如果手术全切除则有可能治愈。嗅沟脑膜瘤可根据起源部位分为前、中、后 3 型,但这种分型在实践中并没有特别的临床指导意义,更重要的是要与鞍结节脑膜瘤相鉴别。

二、局部解剖

前颅窝底中线区域骨质由前向后依次为额骨正中嵴、筛骨鸡冠和筛板、蝶骨平台,视交叉沟后方为鞍结节,位于中颅窝底。前颅窝底脑膜瘤通常较大,很难以其覆盖的颅骨明确区分,嗅沟脑膜瘤可向后方生长至视神经、视交叉及鞍结节区域,而鞍结节脑膜瘤亦向前上方生长累及蝶骨平台及筛板,两者与视神经和视交叉的关系是区分二者的关键,嗅沟脑膜瘤将视交叉向下方和后方推挤,而鞍结节脑膜瘤从后下方压迫视神经和视交叉,因此临床表现不同,也决定了手术入路角度不同。

嗅沟脑膜瘤可引起前颅窝底骨质增生或破坏,约 15% 肿瘤侵及筛板向下生长至筛窦,有时甚至侵及眶内,而术后复发常位于颅底,对于颅底硬膜、骨质及侵及筛窦内肿瘤的处理可能是预防肿瘤复发的关键。

嗅神经位于嗅沟内,肿瘤自中线区域起源,因此嗅神经常向外侧移位,被肿瘤挤压牵拉变薄,增加了保留嗅神经功能的难度。大脑前动脉 A2 段覆盖在肿瘤表面的后上方,眶额动脉和额极动脉分别向外侧、上方移位。肿瘤血供来源于眼动脉的分支筛前和筛后动脉,脑膜中动脉蝶支也参与部分供血。当肿瘤较大时,也有来自于大脑前动脉及前交通动脉的细小分支供血,需要谨慎分离电凝以防术后出血(图 2-1)。

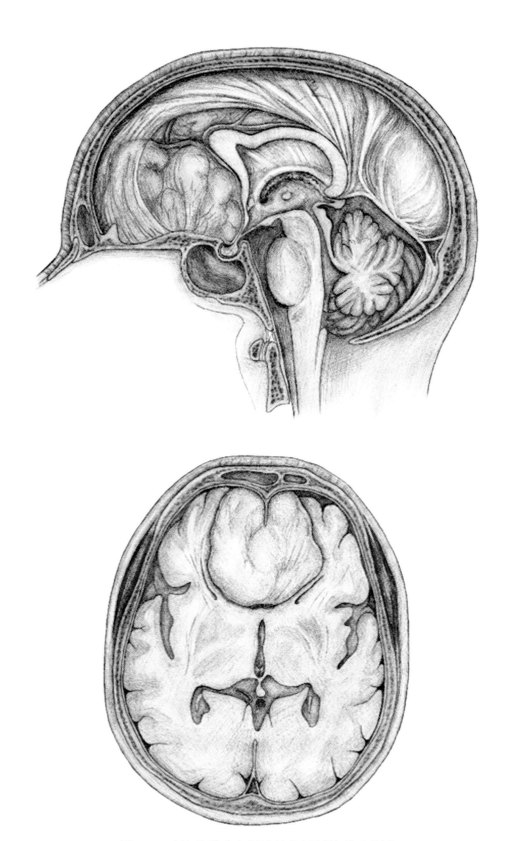

图 2-1 嗅沟脑膜瘤与周边结构解剖关系示意图

三、临床表现

嗅沟脑膜瘤位于额叶下方,生长缓慢,临床表现比较隐匿,在诊断时通常已经长得很大。病人常表现为头痛,性格改变,缺乏意志力。视觉障碍,癫痫和嗅觉丧失也为常见的症状。

视觉障碍可有多种情况,包括视力改变、视野缺损等,由于肿瘤位于视交叉前上方,视野缺损主要表现为视野下方缺损,而鞍结节脑膜瘤典型表现为双侧颞侧视野缺损。视觉模糊可能是最早出现的症状,与单侧中心性盲点相关。Foster-Kennedy 综合征是指单侧视神经萎缩伴对侧视乳头水肿,提示嗅沟脑膜瘤的可能,但该综合征很少见,现在也几乎不会依据该综合征进行诊断,需要根据 CT 和 MR 诊断。

嗅觉丧失很常见,但较少作为主诉,因为这一症状很少被察觉,往往是诊断后才发觉存在嗅觉丧失。

癫痫发作很少见,一般出现于巨大的肿瘤病人中。

肿瘤巨大侵入蝶鞍区域时,可能出现下丘脑、内分泌功能障碍,需行内分泌实验室检查。

四、影像学表现

影像学检查可以用来诊断和评估肿瘤的特性,包括肿瘤大小、周围脑水肿、钙化的程度、血供、肿瘤与视神经、视交叉、大脑前动脉的关系以及前颅窝底骨质增生或破坏的情况。

CT 表现为肿瘤组织密度轻度高于脑组织,增强对比后轻度强化,均匀一致,周围脑组织水肿,邻近颅底骨质可有增生或破坏。

MR 表现为 T_1 像与脑组织相比呈等低信号,T_2 像呈高信号但比脑脊液信号强度略低,FLAIR 像和 T_2 像可见瘤周水肿脑组织呈高信号。增强扫描后肿瘤可呈均匀一致强化,亦可呈非均匀一致强化,以硬脑膜为基底,可见脑膜尾征(图 2-2)。CT 更有利于对前颅窝底骨质侵袭情况进行评估,而MR 对于非骨质组织显示更优,MR 及 MRA 有利于术前评估肿瘤与视神经、视交叉及大脑前动脉的关系。因为 MRA 能够提供足够的信息,现在几乎不需要 DSA 血管成像。手术首先离断肿瘤基底阻断血供,术前栓塞供血动脉并无必要,且有眼动脉栓塞的风险。

作者在术前读片时会重点关注以下几点:①通过 CT 和 MRI 结合,了解肿瘤对于前颅窝底诸骨性结构的影响,是否存在骨质破坏或增生,以及肿瘤是否已经存在颅内外沟通,从而为肿瘤切除术后是否修补以及修补的方式做好准备;②通过 MRI 和 MRA 了解双侧前动脉及其主要分支与肿瘤的位置关系,当肿瘤偏一侧时,大脑前动脉通常被肿瘤向其对侧后上方推挤。通过大脑前动脉的移位方向,通常可以作为偏侧起源的嗅沟脑膜瘤起源点判断的间接依据。术前辨认大脑前动脉的位置及走行,还为术中辨认和保护大脑前动脉及其分支提供帮助。

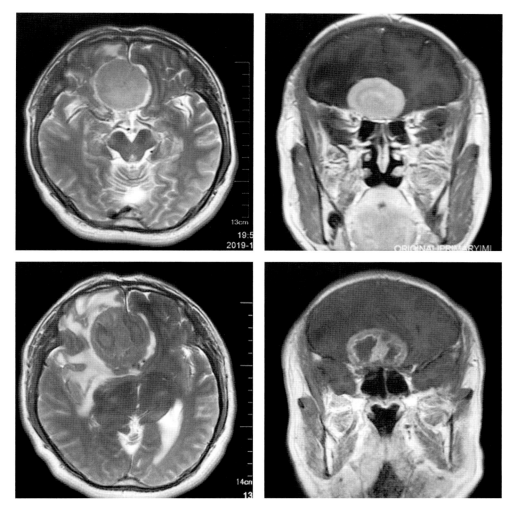

图 2-2　嗅沟脑膜瘤术前间隔 5 个月的 MRI 对比（上、下）

可见 T_2 像水肿范围明显扩大（左侧图），增强像上肿瘤增强的信号特点同样发生明显变化（右侧图）

五、外科技术

嗅沟脑膜瘤大多为良性肿瘤，诊断时一般较大，只要病人身体状况可耐受麻醉及手术，外科手术是唯一的选择。对于不能耐受手术可以考虑连续 MR 随访观察或放射治疗。对于无症状偶然发现体积较小的肿瘤可暂时观察，连续 MR 随访，肿瘤增大或出现神经功能障碍则尽早考虑手术，放射治疗可考虑用于肿瘤残留或复发。

手术入路主要是经额下入路、经额外侧入路及经纵裂入路，为达到额下、额外侧或纵裂暴露的目的采取不同的开颅方式，包括冠切单额开颅、冠切双额开颅、眉弓眶上开颅、额外侧开颅、翼点开颅、经鼻内镜等。对于各种大小的嗅沟脑膜瘤来说，我们目前多选择冠切单额经额下入路，不推荐冠切双额开颅经额下入路。通过单侧额下入路可以早期打开侧裂，达到颈动脉池和视交叉池，释放脑脊液促使脑组织松弛塌陷，减轻对额叶的牵拉，尽早辨认出视神经和颈内动脉，避免累及额窦。

而额下入路的优势是颅底暴露充分,方便离断肿瘤基底阻断动脉血供,肿瘤切除后利于前颅窝底重建。

尽管术前嗅觉丧失或减退很常见,但还是应该尽力保留病人手术后的嗅神经功能。我们的经验是,对于较小或中等大小的真性基底以蝶骨平台为主的前颅窝底脑膜瘤,在开颅手术过程中,通过锐性分离同侧嗅神经与肿瘤的黏连,分别从嗅神经的外侧和内侧间隙离断肿瘤基底,从嗅神经的外侧将肿瘤分块牵出并切除,可能会做到同侧嗅神经的结构和功能保留,可参见视频 2-1。

(一)冠状切口单额开颅经额下入路

冠状切口单额开颅经额下入路切除嗅沟脑膜瘤目前使用较多,当颅底骨质破坏需要颅底重建时具有一定优势。

病人仰卧位,头抬高轻度后伸以使额叶脑组织自然下垂,头架固定,发迹内冠状切口或半冠切口,帽状腱膜下分离皮瓣,保留足够大小带血管蒂骨膜以备颅底重建或封闭额窦。当颞部见到脂肪层时,行筋膜下或筋膜间分离以保护面神经额支。骨膜向前分离至眶上神经血管束即可,必要时可磨钻扩大眶上神经孔以游离神经血管束。颅骨暴露内侧至中线,外侧至翼点,颅骨钻 1~2 孔,第 1 个骨孔位于关键孔,第 2 个骨孔可选择位于中线发迹内以利于外观,游离额骨骨瓣,内侧至上矢状窦,外侧至侧裂以利于释放脑脊液,向前尽量靠近颅底,前颅窝底外侧高内侧低,铣刀由关键孔向中线方向应是倾斜的而不是垂直于中线(图 2-3)。

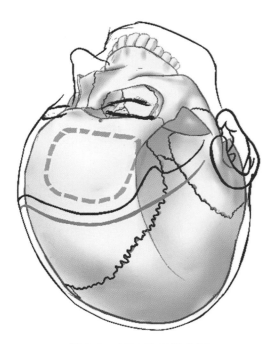

额窦开放后,我们首先将额窦内黏膜从窦壁上刮下并推向深部额窦开口的方向,继而以浸泡了碘伏的明胶海绵卷填充窦腔,再在接近额窦开放面的位置填充干明胶海绵并向其内注射适量耳脑胶,待其适度硬化可以作为骨蜡的支撑时,最后将揉软的骨蜡均匀平整地涂抹在其额窦开放面,不建议直接将大量骨蜡填入额窦内。

打开硬膜后,先于额外侧缓慢释放侧裂池脑脊液,降低颅内压,脑组织松弛塌陷后,再进行下一步操作。先离断肿瘤基底,阻断肿瘤血供,切除基底硬膜后,筛前、后动脉作为肿瘤的主要供血动脉,骨面可出现明显的出血,双极、单极电凝烧灼大多可以止住出血,若出血难以止住,可使用流体明胶并适当压迫即可止血。肿瘤较大时

图 2-3 切口及骨瓣范围

边离断肿瘤基底边瘤内分块切除减压,对侧暴露困难时可切除鸡冠,剪开大脑镰。肿瘤基底离断后,肿瘤大部分血供都已经阻断了,肿瘤体积减小后,锐性分离肿瘤与脑组织界面,通常蛛网膜界面

完整，严格沿蛛网膜界面分离，有利于保护脑组织、大脑前动脉及其分支、视神经和嗅神经（见视频2-1）。

如果肿瘤后极过路小动脉不慎撕脱出血，可使用小棉片按压在出血部位，吸引器控制好出血保持术野清晰的情况下，明确出血点，低功率精确电凝，切忌盲目过度电凝，以免引起严重的术后并发症。

需要指出的一点，根据我们既往的经验，切开大脑镰直至额内嵴的操作对于彻底离断肿瘤基底及暴露对侧肿瘤非常重要，这一操作我们通常使用剪刀完成（图2-4）。肿瘤切除术后，为降低肿瘤复发率，要完全切除受累硬膜直至暴露额内嵴、鸡冠、筛板及蝶骨平台等骨性结构，增生骨质可用磨钻磨除直至骨质正常。

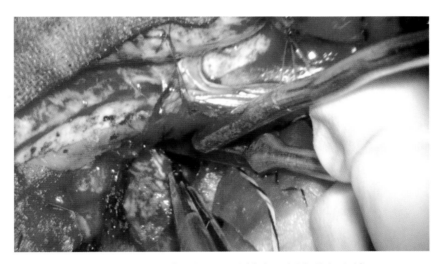

图 2-4　以显微剪刀切开大脑镰直至颅底的额内嵴

若肿瘤向下侵及筛窦内，可一期切除，此种情况下，我们常选择使用冠切双额扩展入路；若担心脑脊液鼻漏风险，也可考虑二期切除鼻旁窦内肿瘤。前颅窝底硬膜及骨质的切除可能会出现脑脊液鼻漏，需重建颅底。我们对于预防性及治疗性前颅窝底重建的方式略有不同：①对于一般的预防性处理，可取整块的自体脂肪块铺于前颅窝底，贴近骨质的一面打少量生物蛋白胶或耳脑胶，再用枪状镊顶着棉片将自体脂肪平铺于骨质表面，其表面再敷一层免缝人工硬膜加固（图2-5）。②对于术中明确已经存在颅内外沟通的病例，我们通常先在颅底缺损处铺一块面积大于缺损范围的免缝人工硬膜，再将修剪成约1cm³的脂肪块置于免缝人工硬膜上，并适度用力将其塞入缺损口内卡住固定，再以带蒂骨膜或阔筋膜与前颅窝底周围硬膜做间断缝合，吸收性明胶海绵压迫，辅以生物蛋白胶或耳脑胶加强封闭（图2-6）。

（二）眶上外侧开颅经额外侧入路

与冠切单额经额下入路相比较，对于病变部位偏后的嗅沟脑膜瘤，特别是基底位于蝶骨平台的，

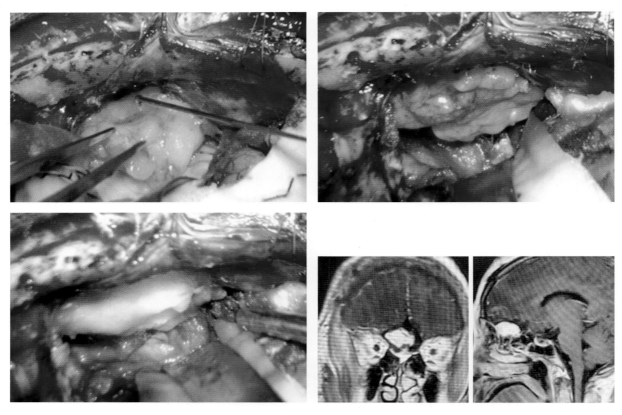

图 2-5　嗅沟脑膜瘤预防性修补的操作步骤及术后复查头 MRI

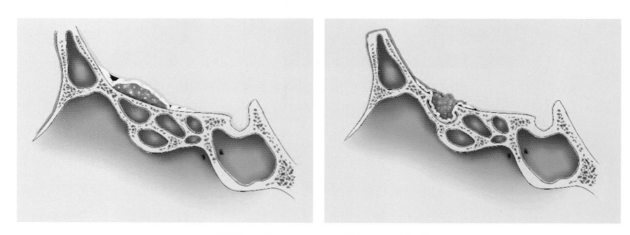

图 2-6　前颅窝底脂肪修补的两种方式

我们常常会选择经额外侧入路,适用于两种入路的病例比较见图 2-7。开颅技术细节详见第三章"鞍结节脑膜瘤"。需要注意的是头部旋转的角度较鞍结节脑膜瘤更大一些,约向对侧旋转 60°。为暴露对侧肿瘤,需切开大脑镰及咬除鸡冠。在切除肿瘤之前,先分离出视神经、颈内动脉等重要神经血管结构并加以保护。

　　不论哪种入路,脑膜瘤切除都是按照以下顺序:①离断肿瘤基底,阻断肿瘤血供;②减小肿瘤体积;③沿蛛网膜界面分离肿瘤与周边神经血管结构。与嗅沟脑膜瘤相关的重要的神经和血管都位于

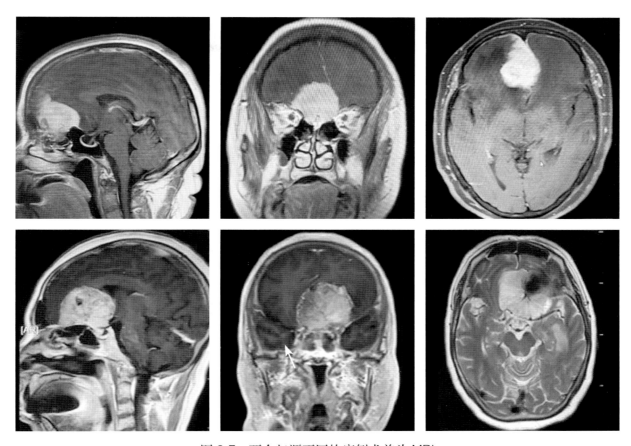

图 2-7　两个起源不同的病例术前头 MRI

上排图病例肿瘤起源于大脑镰、额内嵴及嗅沟,手术采取冠切右额经额下入路;下排图病例肿瘤起源于嗅沟及蝶骨平台,手术采取的是左额外侧入路

肿瘤后方,当肿瘤减小体积后,额外侧入路可在直视下分离肿瘤后极与大脑前动脉及其分支,从而避免了额下入路肿瘤对后方神经血管的遮挡,降低了损伤重要神经血管的可能性。

六、术后并发症及处理

术后并发症的发生主要与肿瘤的大小、对颅底的侵袭程度相关,常见的并发症有脑脊液漏、颅内感染、癫痫发作、视觉功能障碍等,但现代显微外科技术的进步,使得并发症发生率逐渐降低。脑脊液漏和肿瘤复发是目前最主要的问题,对颅底过度处理则会降低肿瘤复发的概率增加了脑脊液漏的可能性,而处理不足则肿瘤易于复发,5 年复发率和 10 年复发率可分别达 30% 和 41%,原因可能在于术者担心对颅底硬膜、骨质及筛窦内肿瘤根治性切除可能引起脑脊液鼻漏。因此,为提高预后情况,关键在于肿瘤的根治性切除和颅底重建的能力。

七、病例展示

病例 1(图 2-8):男性,14 岁,主诉"右眼视力下降 3 年,嗜睡 5 个月"收入院。既往入院前 3 个月曾于外院行开颅肿瘤活检术,术后额部骨质缺失。入院诊断:巨大复发嗅沟脑膜瘤,脑积水,手术后颅骨缺损。入院后充分术前准备,行冠切双额原切口开颅肿瘤切除术,术中见肿瘤质地硬韧,血供极丰富,基底位于广泛前颅窝底,肿瘤近全切除,大脑前动脉背侧残存少许肿瘤,一期行钛网颅骨缺损修补术。术后病理:纤维型脑膜瘤,浸润脑组织。术后恢复好,随访期间行全脑放射治疗,现病情稳定,右眼视力较前略有好转。

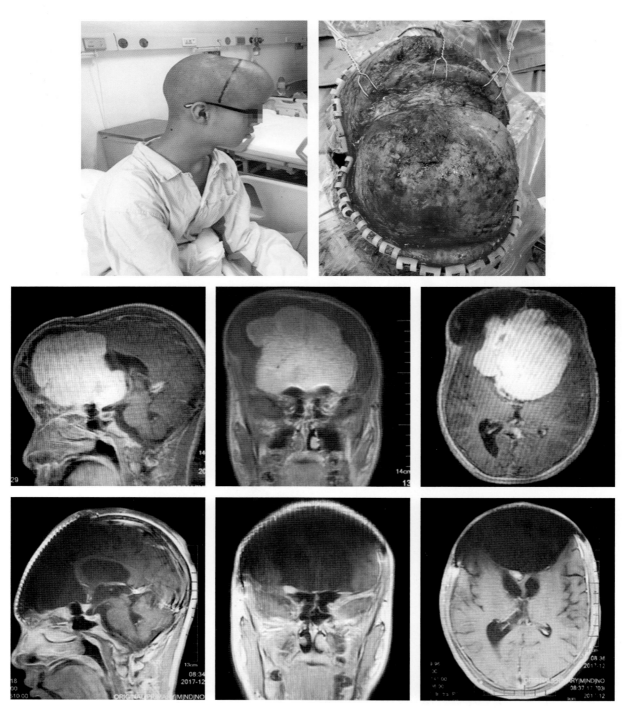

图 2-8　巨大复发嗅沟脑膜瘤
肿瘤质地硬韧,肿瘤近全切除,一期行钛网颅骨修补术

病例2(图2-9):男性,39岁,主诉"间断头晕4月余"收入院。既往体健。入院诊断:嗅沟脑膜瘤。入院后充分术前准备,行右额外侧入路肿瘤切除术,肿瘤质地不均,基底位于嗅沟及蝶骨平台,肿瘤全切除,同侧嗅神经解剖保留。术前及术后头MRI见图2-9,手术操作见视频2-1。

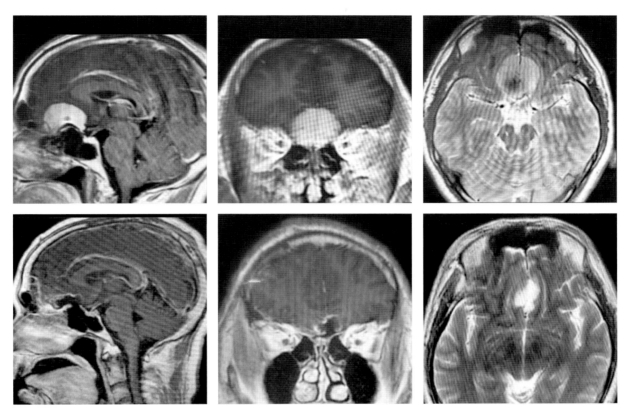

图2-9　嗅沟脑膜瘤的术前(上排)和术后(下排)MRI比较

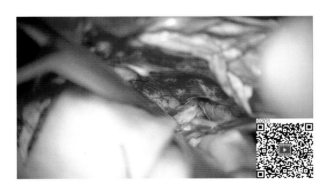

视频2-1　嗅沟脑膜瘤手术操作

(张洪俊)

参考文献

[1] CUSHING H,EISENHARDT L:Meningiomas:Their Classification,Regional Behavior,Life History,and Surgical End Results[M].Springfield,Charles C Thomas,1938.

[2] AL-MEFTY O,DEMONTE F,MCDERMOTT M. Al-Mefty's Meningiomas. 2ed [M]. Thieme Medical Publishers,2011.

[3] HENTSCHEL S J,DEMONTE F. Olfactory groove meningiomas[J]. Neurosurg Focus,2003,14(6):507.

[4] DEROME P J,GUIOT G. Bone problems in meningiomas invading the base of the skull[J]. Clin Neurosurg,1978,25(1):435-451.

[5] TURAZZI S,CRISTOFORI L,GAMBIN R,et al. The pterional approach for the microsurgical removal of olfactory groove meningiomas[J]. Neurosurgery,1999,45(4):821-826.

[6] SYMON L. Olfactory groove and surasellar meningiomas. In:Kayenbuhl H,ed. Advances and Technical Standards in Neurosurgery [J]. 1977:69-71.

[7] FUKUYAMA J,HAYASAKA S,SETOGAWA T,et al. Foster Kennedy syndrome and optociliary shunt vessels in a patient with an olfactory groove meningioma[J]. Ophthalmologica,1991,202:125-131.

[8] TURAZZI S,CRISTOFORI L,GAMBIN R,et al. The pterional approach for the microsurgical removal of olfactory groove meningiomas[J]. Neurosurgery,1999,45:821-825.

[9] CARLI D F,SLUZEWSKI M,BEUTE G N,et al. Complications of particle embolization of meningiomas:frequency,risk factors,and outcome[J]. AJNR Am J Neuroradiol,2010,31(1):152-154.

[10] HENTSCHEL S J,DEMONTE F. Olfactory groove meningiomas[J]. Neurosurg Focus,2003,14(6):e4.

[11] WELGE-LUESSEN A,TEMMEL A,QUINT C,et al. Olfactory function in patients with olfactory groove meningioma[J]. J Neurol Neurosurg Psychiatry,2001,70:218-221.

[12] OBEID F,AL MEFTY O. Recurrence of olfactory groove meningiomas[J]. Neurosurgery,2003,53:534-542.

第三章　鞍结节脑膜瘤

一、简介

鞍结节脑膜瘤是指肿瘤基底起源于蝶骨平台、视交叉沟、鞍结节、鞍膈等部位脑膜的统称。该类脑膜瘤约占颅内脑膜瘤的 5%~10%，女性好发，发病的平均年龄在 40~60 岁。首例报道的鞍结节脑膜瘤源于 1897 年的一次尸检，1916 年 Cushing 成功完成了第一例鞍结节脑膜瘤的切除手术。Cushing 和 Eisenhardt 最早依据肿瘤大小、视交叉受累及临床表现将其分为四型：Ⅰ型为初始期；Ⅱ型为症状前期；Ⅲ型为症状早期，适合手术且效果较好；Ⅳ型肿瘤大，手术效果不好。Yasargil 按照肿瘤的大小分为三型：Ⅰ型病变直径小于 2cm；Ⅱ型病变直径 2~4cm；Ⅲ型的病变直径大于 4cm。Sekhar 和 Mortazavi 近来依据肿瘤的大小、视神经管受累、血管包绕、脑组织受累、之前是否接受过手术及是否放射治疗等六个因素综合评分将其分为三型（表 3-1）。由分型的历史可看出随着颅底手术精细化，分型也在不断地演变以适应病人的个体化方案的制定，并可依据分型来评估病人的治疗效果及预后差异。

表 3-1　Sekhar 和 Mortazavi 对鞍结节脑膜瘤的分型

分型因素	分值			
	0	1	2	4
大小	<2cm	2~4cm	>4cm	—
视神经管受累	<5mm	>5mm	完全	—
血管受累（颈内动脉，大脑前动脉）	无	<180°	>180°	两个血管受累
MRI 影像提示脑组织受累情况	无或者轻度 FLAIR 信号	显著 FLAIR 信号	—	—
之前是否手术	否	是	—	—
是否曾放射治疗	否	是	—	—

注：Ⅰ型（0~3分）；Ⅱ型（4~7分）；Ⅲ型（8~11分）。

二、解剖

1. 局部生理性解剖　蝶骨体的上面观，前方是蝶骨平台，向后有横行的视交叉沟，视交叉沟的前缘为蝶骨缘，后为鞍结节。鞍结节是垂体窝前面的轻微水平隆起，也是视交叉的后界。鞍膈是位于蝶鞍上方的硬脑膜，张于鞍背上缘与鞍结节之间，覆盖垂体窝。蝶骨平台、视交叉沟、鞍结节及鞍膈从前向后构成了鞍结节脑膜瘤的基底。鞍结节的外侧缘位于视神经管的下内侧。视神经在视神经管入颅至视交叉，视神经外侧有颈内动脉，并与颈内动脉构成第二间隙。

2. 病理性解剖　鞍结节脑膜瘤的血供多源自眼动脉的分支筛后动脉。鞍结节的外侧缘位于视神经管的内下方，脑膜瘤多源自其硬脑膜，多位于视神经的下方。随着肿瘤的生长，可压迫使得同侧视神经推向上方或者上外侧，甚至继续生长进入视神经管，肿瘤增大后还会将视交叉向后上推挤，并将对侧视神经向外侧推挤。较大的肿瘤会对颈内动脉、大脑前动脉有推挤,甚至包裹单侧或者双侧的相关动脉,见图 3-1。通常情况下,垂体柄被鞍结节脑膜瘤推挤到后方,大多与肿瘤有蛛网膜间隔,无明显粘连,垂体柄的常见病理解剖位置示意图见图 3-2,术中所见如图 3-3 所示。

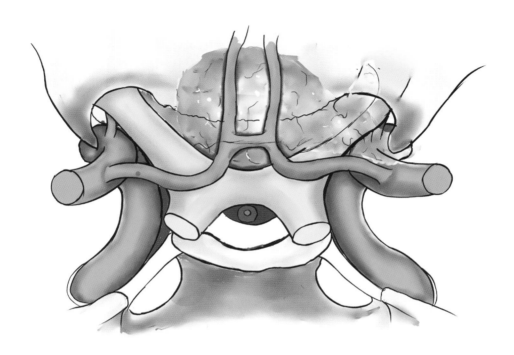

图 3-1　鞍结节脑膜瘤轴位病理解剖示意图

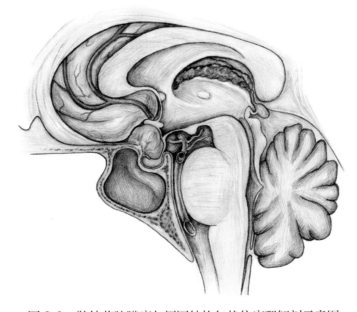

图 3-2　鞍结节脑膜瘤与周围结构矢状位病理解剖示意图

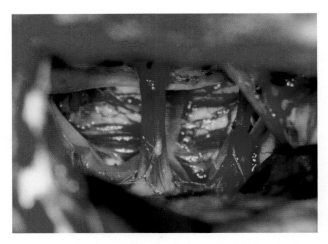

图 3-3　鞍结节脑膜瘤切除术后显露垂体柄、基底动脉及双侧动眼神经

三、临床表现

鞍结节脑膜瘤的特征性表现为进行性的视力下降,多先累及一侧,呈缓慢进展,可逐渐发展导致双眼颞侧视野缺损,严重导致失明。头痛是第二常见症状,约占 21%~54%。

肿瘤还可能会引起额叶的症状如情绪低落、精神不振等。极少数病人出现内分泌功能下降如闭经、泌乳、性功能减退等。非特异性表现还包括癫痫、头晕、运动障碍等。

四、影像学表现

CT 及 MRI 是鞍结节脑膜瘤诊断的常规检查。CT 常表现为鞍上的等或稍高密度病变,鞍区骨窗薄扫可评估肿瘤对颅底骨质的影响包括骨质增生、破坏以及视神经管是否受累等。MRI 是鞍结节脑膜瘤诊断的主要依据,增强扫描可初步评估脑膜受累情况,T_2 加权相还可显示肿瘤与周围颈内动脉、大脑前动脉、视神经等毗邻关系。如肿瘤体积大累及血管,可行 CTA 检查来进一步了解血管情况。DSA 应用较少,对于巨大肿瘤且包裹血管严重的可以考虑,鉴于肿瘤供血动脉多源自于筛后动脉及颈内动脉海绵窦段供应硬膜血管的小分支,大多数肿瘤行术前栓塞的意义不大,典型的鞍结节脑膜瘤 MRI 及 CT 表现见图 3-4。

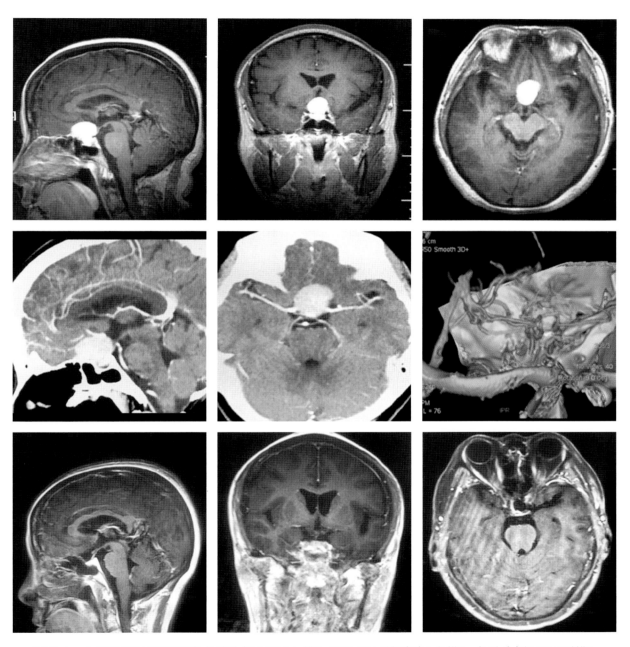

图 3-4 典型的鞍结节脑膜瘤术前头颅 MRI（上排）、CTA 及三维重建（中排）、术后头颅 MRI（下排）

五、外科技术

1. 入路选择及比较　鞍结节脑膜瘤的治疗依靠外科手术切除。手术入路根据肿瘤分级及个体化原则包括：额外侧入路、翼点入路、额眶颧入路以及冠切单额经额下入路等，近年来随着内镜技术的开展，经鼻内镜入路也开始逐渐应用于偏中线且体积较小的鞍结节脑膜瘤的切除。

额外侧是目前鞍结节脑膜瘤较为常用的手术入路方式，它源于经典的翼点入路的改良。对于大多数鞍结节脑膜瘤，额外侧入路可以获得和翼点入路相似的颅底暴露空间，且相较于翼点入路有几个优势：①小切口，降低了对于颞浅动脉及面神经额支的损伤风险；②减少了对于颞肌的损伤；③游离骨瓣变小，省去了磨除蝶骨嵴的时间；④避免了对于颞叶脑组织的牵拉；⑤体现出更短的路径，同时在入路的角度上也有一定优势；⑥相对减少嗅神经的损伤以及额窦的开放。对于术前有视力下降及视神经管有肿瘤受累的病人，术中打开视神经管及磨除前床突对于术后视力的改善有一定帮助。

对于鞍结节脑膜瘤的手术入路本章主要以介绍额外侧入路为主，具体入路的选择还是要依据肿瘤的具体情况以及术者对某种入路的熟悉度综合择优选择。

2. 头位及体位摆放要点　如果肿瘤主体位于中线且双侧视力无显著差异，则多选择右侧非优势区开颅。如果某侧视力受损严重，则选择相同侧别开颅。

对于额外侧入路，病人呈仰卧位，保持头部高于心脏水平以利于静脉回流，头部向对侧转 10°~20°，头轻微后仰以利额叶自然下垂。

3. 开颅步骤、要点及注意事项　沿发际线后行额颞弧形切口（额部中线旁 2cm 止于颞侧眼裂水平），行头皮切口，切开颞肌皮肌瓣可一并翻向前内侧，暴露额底外侧及额颧突，眶上神经孔可作为下一步游离骨瓣的界限。于颞线后方钻一孔，铣刀游离骨瓣。骨瓣的内侧在眶上神经孔外侧，骨瓣外侧至蝶骨嵴附近，对于额底骨质可进一步使用磨钻磨平以充分显露前颅底。注意在游离骨瓣时无需过多显露眶上神经孔内侧额部骨瓣以及蝶骨嵴外侧的颞部骨瓣，外侧以暴露出侧裂以及少许的颞叶硬膜即可，根据术前肿瘤大小以及脑组织情况择情选择游离骨瓣大小。沿额底及蝶骨嵴方向弧形剪开硬脑膜，显露侧裂，适当游离侧裂池充分释放脑脊液，待脑压下降后，自动牵开器抬起额叶外侧暴露前颅底。骨孔位置及骨窗范围见图 3-5。

4. 肿瘤切除的步骤、要点　在肿瘤切除前应充分阅片做到对肿瘤和视神经、颈内动脉、大脑前动脉、大脑中动脉的关系及神经血管走行变异有一定的预判。在抬起额叶后向鞍结节方向探查肿瘤，原则上先逐步离断肿瘤基底，使用双极电凝电灼位于颅底的硬膜，离断供血后对于较大肿瘤可先切开肿瘤包膜行瘤内减压切除，有一定术野后再向后方逐步离断肿瘤基底，循序渐进，切不可盲目追求整体切除。注意肿瘤与视神经间隙、视神经颈内动脉间隙的关系，有些呈推挤，有些呈包裹神经及血管，

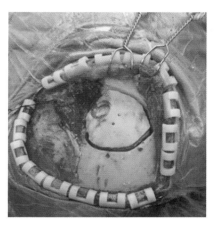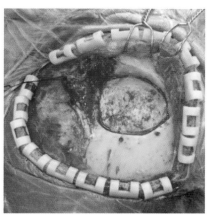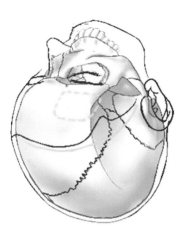

图 3-5　左额外侧入路术中照片及右额外侧入路骨窗范围示意图

在离断肿瘤硬膜基底时注意辨别视神经及颈内动脉的鞘膜,在毗邻周边尽量使用显微剪刀锐性分离。向后方时还应注意肿瘤和鞍膈、大脑前动脉、前交通动脉的关系。待瘤内充分减压后,逐步分离肿瘤周边的神经、血管,注意对侧视神经、视交叉及颈内动脉的保护,充分游离后分块切除瘤体。基底硬脑膜尽量一并切除,如切除困难处应予以充分电灼。对于骨质异常增生处予以磨除。手术操作步骤术中截图见图 3-6。

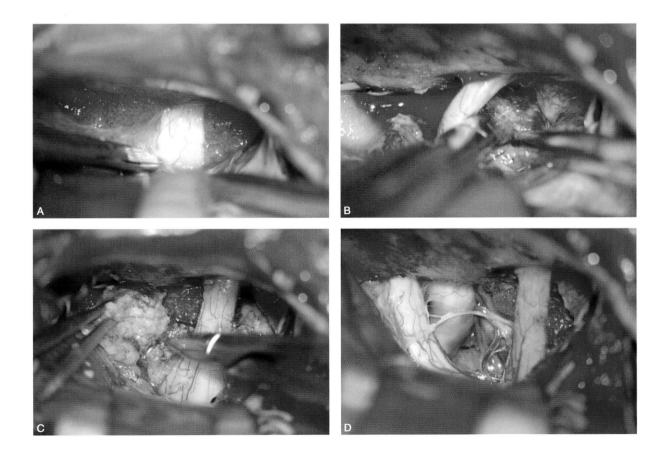

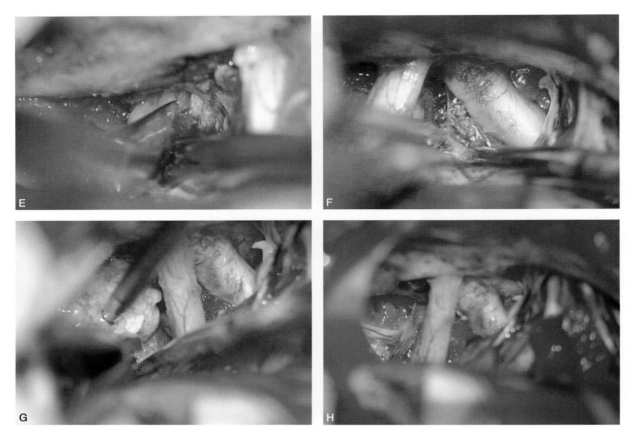

图 3-6　鞍结节脑膜瘤手术步骤

A. 暴露肿瘤,充分剪开视神经周边蛛网膜;B. 离断基底,牵出疝入鞍隔孔内肿瘤;C. 视神经外侧间隙离断基底,辨认垂体柄;
D. 辨认暴露同侧垂体上动脉;E. 第一间隙内牵出肿瘤,分块切除;F. 将肿瘤上极牵下时,保护对侧垂体上动脉;G. 肿瘤切除
后,显示双侧视神经及对侧垂体上动脉;H. 肿瘤切除后,显示垂体柄及同侧颈内动脉

5. 技术细节　开颅时注意尽量避免额窦开放,额窦开放后应去除额窦内黏膜,稀释碘伏冲洗后吸收性明胶海绵填塞用骨蜡封闭(详见第二章"嗅沟脑膜瘤")。

游离侧裂池待脑脊液释放后,再用自动牵开器从外侧抬起额叶,尽量避免从内侧牵拉,减少嗅神经的损伤。

在肿瘤切除中,视神经、视交叉、动眼神经等结构对于高温敏感,避免电凝损伤及过度牵拉,采用锐性分离。辨别颈内动脉、大脑前动脉同时注意对其细小穿支的保护,减少切除中的副损伤。

在处理肿瘤的基底时,我们通常采用从紧贴硬膜的肿瘤生发点进行离断的方式,尽量避免在基底附着的硬膜表面残留肿瘤,这样一方面可以避免返工二次处理肿瘤基底,从而加快手术进度,另一方面也可以减少双极电凝等止血操作,避免不必要的损伤。

我们在实践中发现,不少鞍结节脑膜瘤向视神经管内生长,多数侵入视神经管的肿瘤位于视神经的内侧或下方。在处理此部位肿瘤时,需要注意:①尽量避免对视神经直接牵拉等机械性操作,操作的用力方向应该是将肿瘤向远离视神经和视神经管的方向;②尽量减少对视神经管口硬膜的电凝操作,如有活动性出血,应该在明确出血点的情况下精准双极电凝;③在处理位于视神经下方的肿瘤时,应该注意辨认和保护从颈内动脉发出的眼动脉(见图 3-6D)。

6. 正常结构的保护　对于额叶正确使用自动牵开器,减少反复牵拉造成的脑肿胀,注意对于鞍区结构垂体柄的保护,对于血管神经使用锐性分离,注意对动脉分支及小穿支的保护。

垂体上动脉发自颈内动脉内侧,可为单支型或多支型(2~4 支),向内后上方走行,供应垂体柄、视神经和视交叉(图 3-6D、G)。通常情况下,垂体上动脉与肿瘤之间有蛛网膜间隔,是保护垂体上动脉的屏障,因此操作时严格沿肿瘤的边界分离,保护蛛网膜界面完整,尽量避免在第二间隙内未辨认肿瘤蛛网膜界面的情况下盲目电凝,造成蛛网膜界面消失或垂体上动脉直接损伤,血管损伤后可出现电解质紊乱、垂体功能危象及视力减退等严重并发症。

7. 颅底重建技术　鞍结节脑膜瘤切除后如出现筛窦或者蝶窦开放,可取大腿或腹部筋膜缝合及脂肪填塞,避免术后脑脊液漏的发生(具体方法详见第二章"嗅沟脑膜瘤")。

六、术后并发症及处理

鞍结节脑膜瘤的术后死亡率各国学者报道差异较大,总体上由显微外科普及前 7%~67% 下降到近年来 0~11.1%。鞍结节脑膜瘤术后视力改善率可达到 80%,一些因素如年龄小于 40 岁、术前视力下降的时间少于 6 个月,以及肿瘤直径小于 3cm 等因素可能是术后视力改善的保护因素。

术后的并发症包括:脑神经损伤(视神经、嗅神经、动眼神经等)、动脉或穿支的受损痉挛等、脑脊液漏、垂体功能影响等。

脑神经损伤以视神经多见,报道约有 8.4%~29% 病人表现为术后不同程度的视力下降或视野缺损,可能由于术中的牵拉、磨钻、电凝等物理因素以及血管痉挛等缺血导致。切瘤前的硬膜外视神经管减压能显著改善术后视力,视神经减压过程中在毗邻视神经管区避免咬骨钳的粗暴操作,应使用金刚砂磨头磨除骨质。在硬膜下操作及切除肿瘤过程中注意松解视神经周围的蛛网膜,并尽量锐性分离减少对视神经的牵拉撕扯。视神经一旦损伤多为不可逆,因此操作中要严格遵循显微操作原则。

嗅神经的损伤约占 0~58.8%,术中应缓慢释放脑脊液,小心抬起额叶外侧以避免直接牵拉额叶内侧或牵拉过度导致的嗅神经损伤。动眼神经麻痹者多可逆,但仍要严格保护。

动脉的损伤约为 0~11.1%,颈内动脉等大动脉损伤致死率高,一些穿支血管损伤会引起显著的神经功能障碍,术中注意相关血管的保护。一旦出现大动脉的损伤,可择情选择血管吻合或搭桥等操作。

有报道开颅及经蝶切除鞍结节脑膜瘤术后的脑脊液漏发生率分别为 3.9% 和 21.6%。术中予以筋膜瓣修补前颅底并行脂肪填塞可有效减少脑脊液漏的发生,硬脑膜的严密缝合以及额窦的封闭也至关重要。如出现脑脊液漏可行腰大池置管引流并保持平卧体位一周,如仍不缓解可考虑手术修补。

垂体功能受损约占 0~8.1%,多为短期表现,术中应注意垂体柄以及血管小穿支的保护,术前及术后监测内分泌激素指标,出现功能低下病人应予以相应的激素替代治疗。

七、病例展示

病例 1:女性,51 岁,主诉"间断头痛 5 年,双眼视力进行性下降 4 年"收入院。既往有左眼外伤史。入院查体:左眼光感,右眼一米数指。入院诊断:鞍结节脑膜瘤。入院后充分术前准备,全麻下行左额眶颧入路鞍结节脑膜瘤切除术。术后左眼失明,右眼视力较前好转,有一过性电解质紊乱,出院前恢复正常。术前、术后头 MRI 见图 3-7。

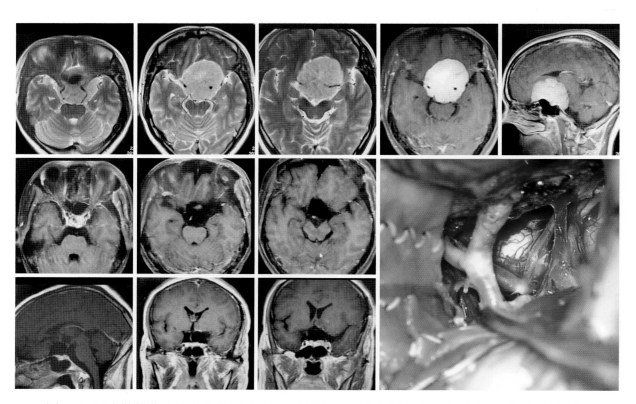

图 3-7　巨大鞍结节脑膜瘤术前(上排)及术后(中、下排左侧)MRI 及肿瘤切除术后(下排右侧)
可见同侧颈内动脉、发达的后交通动脉、脉络膜前动脉、垂体柄及对侧动眼神经

病例 2:女性,56 岁,主诉"右眼视物异常 1 年"收入院。既往体健。入院诊断:鞍结节脑膜瘤。入院后充分术前准备,全麻下行右额外侧入路鞍结节脑膜瘤切除术。术后双眼视力、视野正常,无电解质紊乱及激素水平异常改变。术前、术后头 MRI 见图 3-8,手术操作参见视频 3-1。

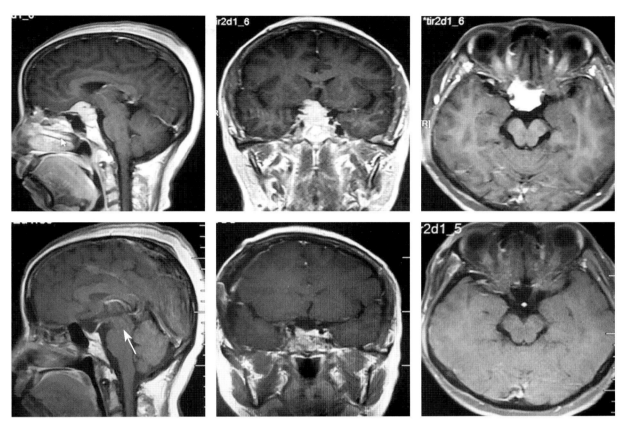

图 3-8　鞍结节脑膜瘤术前（上排）和术后（下排）MRI

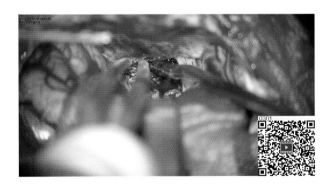

视频 3-1　鞍结节脑膜瘤手术操作

（曹晓昱）

参考文献

[1] TUREL M K, TSERMOULAS G, REDDY D, et al. Endonasal endoscopic transsphenoidal excision of tuberculum sellae meningiomas: a systematic review[J]. J Neurosurg Sci, 2016, 60: 463-475.

［2］ NANDA A,AMBEKAR S,JAVALKAR V,et al. Technical nuances in the management of tuberculum sellae and diaphragma sellae meningiomas［J］. Neurosurg Focus,2013,35:E7.

［3］ STIRLING J,EDIN M. Tumor of the meninges in the region of the pituitary body,pressing on the chiasma［J］. Ann Ophthalmol,1897 (6):15-16.

［4］ CUSHING H,ESENHARDT L. Meningiomas arising from the TS with the syndrome of primary optic atrophy and bitemporal field defects combined with a normal sellae turcica in a middle-aged person［J］. Arch Ophthalmol,1929,1:1-41,168-206.

［5］ EL CUSHING H. Suprasellar meningiomas. In:Thomas CC(ed)Meningiomas:Their Classification,Regional Behavior,Life History,and Surgical End Results［M］. Baltimore:Elsevier Inc,1938:25.

［6］ MG Y. In:Microneurosurgery in four volumes,vol 4B［M］. New York: Thieme Medical Publisher,1996.

［7］ MORTAZAVI M M,BRITO D A SILVA H,FERREIRA M Jr,et al. Planum sphenoidale and tuberculum sellae meningiomas:operative nuances of a modern surgical technique with outcome and proposal of a new classification system ［J］. World Neurosurg,2016,86: 270-286.

［8］ CHUN J Y,MCDERMOTT M W,LAMBORN K R,et al. Delayed surgical resection reduces intraoperative blood loss for embolized meningiomas［J］. Neurosurgery 2002,50(6):1231-1235,discussion 1235-1237.

［9］ ANDREWS B T,WILSON C B. Suprasellar meningiomas:the effect of tumor location on postoperative visual outcome［J］. J Neuro surg, 1988,69(4):523-528.

［10］ KALLIO M,SANKILA R,HAKULINEN T,et al. Factors affecting operative and excess long-term mortality in 935 patients with intracranial meningioma［J］. Neurosurgery,1992,31(1):2-12.

［11］ KUNICKI A,UHL A. The clinical picture and results of surgical treatment of meningioma of the TS［J］. Cesk Neurol,1968,31(2): 80-92.

［12］FATEMI N，DUSICK J R，DE PAIVA NETO M A，et al. Endonasal versus supraorbital keyhole removal of craniopharyngiomas and tuberculum sellae meningiomas［J］. Neuro surgery. 2009，64（5 Suppl 2）：269-284；discussion 284-266.

［13］LI X，LIU M，LIU Y，et al. Surgical management of Tuberculum sellae meningiomas［J］. Journal of clinical neuroscience. 2007，14（12）：1150-1154.

［14］NAKAMURA M，ROSER F，STRUCK M，et al. Tuberculum sellae meningiomas：clinical outcome considering different surgical approaches［J］. Neuro surgery. 2006，59（5）：1019-1028；discussion 1028-1019.

［15］FAHLBUSCH R，SCHOTT W. Pterional surgery of meningiomas of the TS and planum sphenoidale：surgical results with special consideration of ophthalmological and endocrinological outcomes［J］. J Neurosurg，2002，96（2）：235-243.

［16］OHTA K，YASUO K，MORIKAWA M，et al. Treatment of TS meningiomas：a long-term follow-up study［J］. J Clin Neurosci，2001，8（Suppl 1）：26-31.

［17］PAMIR M N，OZDUMAN K，BELIRGEN M，et al. Outcome determinants of pterional surgery for TS meningiomas［J］. Acta Neurochir（Wien），2005，147（11）：1121-1130.

［18］ZEVGARIDIS D，MEDELE R J，MULLER A，et al. Meningiomas of the sellar region presenting with visual impairment：impact of various prognostic factors on surgical outcome in 62 patients［J］. Acta Neurochir（Wien），2001，143（5）：471-476.

［19］GRISOLI F，DIAZ-VASQUEZ P，RISS M，et al. Microsurgical management of TS meningiomas. Results in 28 consecutive cases［J］. Surg Neurol，1986，26（1）：37-44.

第四章　蝶骨嵴脑膜瘤

一、简介

蝶骨嵴脑膜瘤约占脑膜瘤的 15%～20%,女性相对多见,有报道蝶骨嵴内侧型约占 50%。1938年 Cushing 和 Eisenhardt 将蝶骨嵴脑膜瘤按照肿瘤形态分为球形和扁平型,其中球形又分为内侧、中间及外侧型。此后,Brotchi 和 Bonnal 又进一步将蝶骨嵴脑膜瘤分为五型,A 型:累及内侧、前床突或海绵窦;B 型:蝶骨嵴脑膜瘤呈扁平型生长;C 型:广泛累及蝶骨嵴(A 型+B 型);D 型:蝶骨嵴中间型脑膜瘤;E 型:蝶骨嵴外侧型脑膜瘤。目前在临床上以按照蝶骨嵴的内、中、外侧的解剖标记分为内侧型、中间型和外侧型。蝶骨嵴脑膜瘤的中间型和外侧型较内侧型手术难度低,但依然有一定的复发率。而蝶骨嵴脑膜瘤内侧型毗邻海绵窦、颈内动脉、大脑中动脉、视神经、动眼神经等重要血管神经,临床上也有人将蝶骨嵴内侧型脑膜瘤称为前床突脑膜瘤。

Al-Mefty 又将前床突脑膜瘤分为三型,Ⅰ 型:肿瘤基底位于前床突下的硬膜,此处颈内动脉尚未入蛛网膜下腔,因此肿瘤可直接包裹颈内动脉,切除难度大,包裹颈内动脉部分常难全切除;Ⅱ 型:肿瘤基底位于前床突的上外侧,肿瘤和颈内动脉有蛛网膜界面,在前床突脑膜瘤中属于较易切除的类型;Ⅲ 型:源自视神经孔可钻入视神经管,肿瘤较小时便可出现视力下降。

二、局部解剖

1. 生理解剖　蝶骨嵴内至前床突,外抵翼点,蝶骨大翼占外 1/3,蝶骨小翼占内 2/3,蝶骨大翼及蝶骨小翼的外 1/2 构成了蝶骨嵴的外侧和中间部分,蝶骨小翼的内 1/2 为前床突构成了蝶骨嵴的内侧部分。蝶骨嵴中、外侧常有大脑中动脉、侧裂静脉及其分支伴行。蝶骨嵴内侧也就是前床突,毗邻颈内动脉、大脑中动脉、大脑前动脉、海绵窦及视神经、动眼神经等重要结构(图 4-1)。

2. 病理性解剖　蝶骨嵴脑膜瘤中间型和外侧型供血多来自颈外动脉分支脑膜中动脉、颞浅动脉以及硬膜上的血管,内侧型多来自颈内动脉海绵窦段的脑膜支及眼动脉等,有些还来自大脑中动脉及前动脉的分支(图 4-2A/B)。中间型及外侧型有时会和侧裂静脉、大脑中动脉粘连,或将其向上方推挤,有些则包裹相关血管(图 4-3),术中照片见图 4-4。内侧

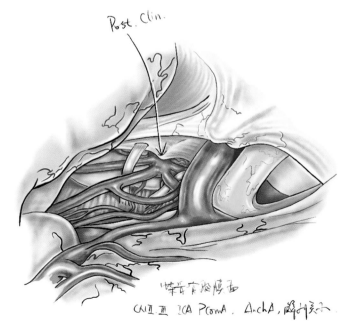

图 4-1　前、后床突局部解剖示意图

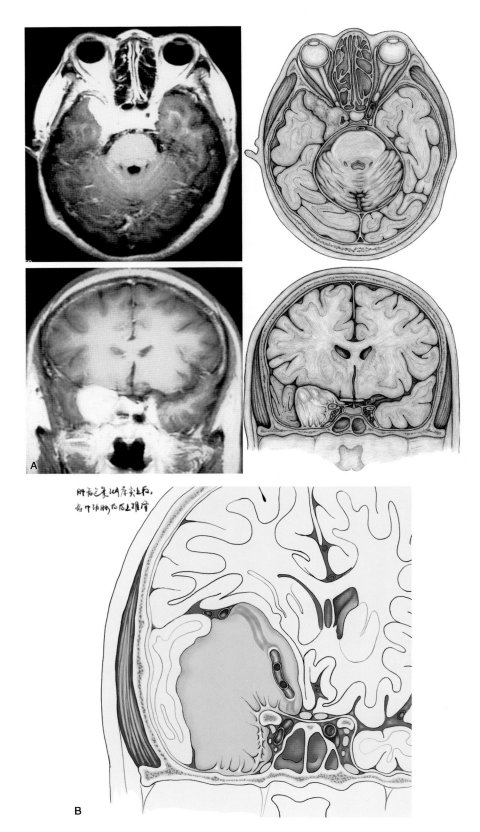

图 4-2 蝶骨嵴脑膜瘤解剖

A. 蝶骨嵴内侧型脑膜瘤的术前 MRI（左）及对应的示意图（右）；B. 蝶骨嵴脑膜与颈内动脉、大脑中动脉局部病理解剖示意图

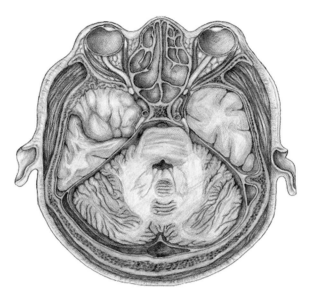
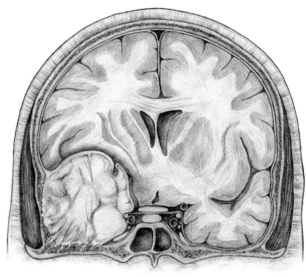

图 4-3　外侧型蝶骨嵴脑膜瘤与周围结构病理解剖示意图

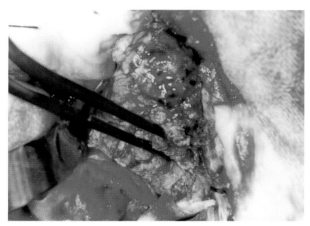
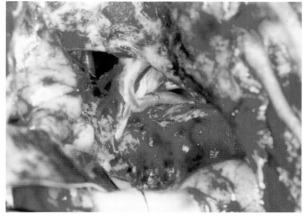

图 4-4　外侧型蝶骨嵴脑膜瘤术中肿瘤切除前、后对比照片

型可能包裹颈内动脉或将颈内动脉向内侧推挤,大脑中动脉及大脑前动脉受累呈现不同方向的移位,有时将大脑中动脉向外上推挤,将大脑前动脉向后上推挤。肿瘤还可进入海绵窦、视神经管或眶上裂等影响视神经、动眼神经、展神经等重要结构。

三、临床表现

蝶骨嵴脑膜瘤特异性症状表现为视力减退、视野缺损,多由于视神经的压迫或包裹引起,也可因肿瘤进入视神经孔引发相应症状,较大的肿瘤还可引起视神经萎缩。引起的福肯(Foster-Kennedy)综合征,表现为同侧视神经萎缩和颅内压增高导致的对侧视乳头水肿。有些病人还可表现为复视,可能由于肿瘤侵犯海绵窦或进入眶上裂影响动眼神经所致。海绵窦受累可表现为类海绵窦综合征,即

Ⅲ、Ⅳ、Ⅴ第一支、Ⅵ等脑神经症状。一部分病人因眶壁骨质增生、肿瘤压迫眼静脉回流受阻等原因表现为突眼。

一些非特异性症状如头痛、偏瘫、失语、癫痫发作以及额叶受累引起的精神异常等也可见,还有些病人可表现为嗅觉、味觉的减退。

肿瘤的不同类型多表现不同的症状,外侧型和中间型多表现为一些非特异性症状,内侧型的蝶骨嵴脑膜瘤因毗邻视神经等结构多表现为特异性症状。

四、影像学表现

CT 和 MRI 仍是诊断蝶骨嵴脑膜瘤的常规影像学检查。CT 表现为略高或等密度影,CT 骨窗相可显示蝶骨嵴、前床突的骨质增生及破坏情况,还可显示眶壁的受累。MRI 增强扫描可了解肿瘤的血供以及肿瘤硬膜基底的受累,T_2 加权相可显示肿瘤与颈内动脉、大脑前动脉、大脑中动脉的关系(包裹、推挤移位等情况)。对于一些体积较大,血供丰富、且累及重要血管的肿瘤,CTA 或者 DSA 检查可作为术前检查的推荐,它帮助明确肿瘤的供血动脉以及肿瘤和重要血管的毗邻关系,在 DSA 造影同时可择情行颈外动脉一些分支的栓塞(图 4-5)。如肿瘤主要由颈内动脉供血且和颈内动脉关系密切,DSA 造影时可行球囊闭塞试验,为在术中的颈内动脉受损时如何处理提供参考。

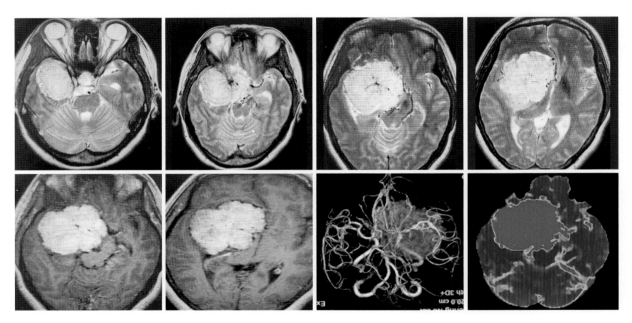

图 4-5　高供血的蝶骨嵴脑膜瘤术前 MRI T_2 像和增强像

可于肿瘤周边见到血管流空影,CTA 可见正常血管包裹其中,CTP 见肿瘤呈高灌注

五、外科技术

1. 入路选择及比较　蝶骨嵴脑膜瘤的手术入路以经典的额颞入路即翼点入路为主。根据肿瘤与眶、中颅底的关系还有一些额颞拓展入路，包括额眶颧入路、额眶入路以及额颞断颧弓入路等（额眶颧入路方法见第五章"蝶眶脑膜瘤"）。常规的蝶骨嵴脑膜瘤选择额颞入路即可；当肿瘤累及视神经管或长入眶内，可选择额眶入路；当肿瘤累及中颅窝底，特别是基底源自中颅窝底硬膜，可选择额颞断颧弓入路；对于广基底的大型或巨大蝶骨嵴脑膜瘤，特别是蝶骨大翼骨质受累时，可选择额眶颧入路。

对于内侧型的蝶骨嵴脑膜瘤，有学者主张常规在硬膜外打开眶顶、眶外侧壁并磨除前床突骨性结构，充分将视神经管减压。我们的经验是磨除前床突有助于离断肿瘤基底，提高全切除率，但目前硬膜外磨除前床突不作为常规操作，我们会根据术中情况，灵活选择硬膜外或硬膜下视神经管及前床突骨性结构的去除。

2. 头位及体位摆放要点　病人呈仰卧位，头架固定后，头位向对侧偏30°～45°，一般而言外侧型和中间型多偏45°，内侧型多偏30°。保持头部高于心脏水平以利于静脉回流，头部略后仰。

3. 开颅步骤、要点及注意事项　这里主要介绍额颞开颅的相关步骤。行额颞部头皮弧形切口，内侧至中线，外侧至颧弓上耳屏前1cm，皮肤切开至颞肌筋膜，行筋膜间或筋膜下分离，皮筋膜瓣向内下方翻开。将颞肌沿颞线处切开，留肌肉条以便关颅缝合，颞肌向外下方翻开，充分暴露中颅底及额骨颧突。颅骨根据情况钻1~2孔，钻孔位置最好在颞肌覆盖处以利于美观。铣刀直接铣开至前、中颅底，在近蝶骨嵴处用磨钻磨除，可避免因铣刀直接铣开造成的硬膜撕裂或脑膜中动脉损伤等。游离骨瓣，四周悬吊硬脑膜，使用磨钻进一步磨平蝶骨嵴，并进一步咬平中颅底。对于大多数外侧型和中间型的蝶骨嵴脑膜瘤此处可完成开颅，但对于一些扁平型生长的脑膜瘤，且肿瘤侵蚀眶上壁及眶外侧壁骨质则需进一步磨除或咬除相应骨质。对于内侧型蝶骨嵴脑膜瘤，如出现视神经、颈内动脉被肿瘤受压或包裹以及有肿瘤进入视神经管等情况，则主张在硬膜外行眶顶、后外侧壁打开及前床突的磨除，并行视神经管的充分减压（图4-6）。骨瓣游离后剪开硬脑膜，硬膜常以蝶骨嵴为中心呈弧形剪开，暴露侧裂静脉后沿其额侧使用显微剪刀剪开蛛网膜释放脑脊液使脑压充分下降。

4. 肿瘤切除的步骤、要点　外侧型及中间型的蝶骨嵴脑膜瘤切除方法较为类似，首先处理位于蝶骨嵴两侧的肿瘤基底硬膜，充分电灼，如肿瘤体积较小、颅压不高情况下可尝试处理好肿瘤基底后再游离肿瘤周边行完整切除。如果肿瘤较大无法完整切除，应逐步离断肿瘤基底并行瘤内减压，对于较软的肿瘤可使用超声吸引辅助，但要注意对于大脑中动脉及分支的保护，有些肿瘤可将大脑中动脉向后上推挤，少数有包裹血管的情况。瘤内减压目的是显露更多手术空间以利于进一步游离基底及周边脑组织及重要血管的分离。肿瘤切除后，受累的颅底硬膜应尽量一并切除，如切除困难则应充分电灼，对于受累的骨质增生应予以磨除。

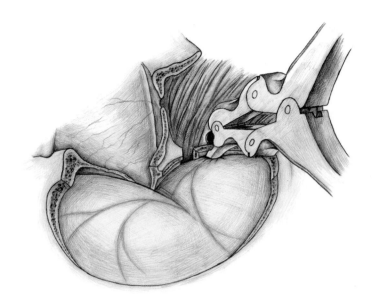

图 4-6　对于肿瘤基底延伸至中颅窝底的蝶骨嵴脑膜瘤需咬平
颞部骨质暴露中颅窝底

内侧型蝶骨嵴脑膜瘤因毗邻视神经、颈内动脉、动眼神经等结构,切除难度较大,灵活选择硬膜外或硬膜下磨除前床突及视神经管,进一步剪开镰状韧带及松解视神经鞘使视神经充分减压。硬膜下进一步处理肿瘤的基底硬膜,充分辨识肿瘤与颈内动脉、视神经、动眼神经的毗邻关系。按照前床突脑膜瘤的分型:Ⅰ型肿瘤常包裹颈内动脉床突段,分离时常没有蛛网膜界面,注意避免颈内动脉损伤;Ⅱ型肿瘤常与颈内动脉有蛛网膜界面,分离较易;Ⅲ型肿瘤常进入视神经管,在分离中应锐性分离和视神经的粘连,还应充分保护眼动脉,避免在视神经周边的电灼。对于较大的肿瘤还可能包裹多个血管如大脑中动脉、大脑前动脉、脉络膜前动脉、后交通动脉等以及分支、穿支,在分离切除肿瘤中要注意辨识是供应肿瘤的血管还是过路的血管,在无法确定时应从远端向近段仔细分离,明确是供血动脉时再行离断。对于蝶骨嵴内侧型肿瘤多行分块切除,要充分行瘤内的减压后再分离周边的血管神经组织,对于粘连或包裹正常血管的瘤壁如分离困难可适当有所保留。操作可参见本节视频 4-1。

5. 技术细节

（1）额颞开颅时面神经额支的保护应注意两点:①切口应在颧弓上耳屏前 1cm 以内,以 5mm 为宜;②额颞开颅时颞肌筋膜可使用筋膜间或筋膜下分离,但都应该确保分离层面在脂肪垫深面。

（2）在打开眶顶过程中注意保护眶筋膜,在磨除过程中注意避免误入蝶窦。用金刚砂磨钻磨除前床突,应避免使用咬骨钳,可先使用剥离子仔细分离骨质和硬膜之间的间隙,剪开眶脑膜韧带,充分暴露磨除范围,再使用磨钻磨断视柱,磨至一层菲薄的骨质(蛋壳化)后,使用止血钳即可将前床突骨质取出。磨除过程中使用生理盐水冲洗降温,减少对视神经的热传导,注意对于颈内动脉及视神经表面硬膜的保护,切忌撕扯及过度牵扯,方法详述见下一章节"蝶眶脑膜瘤"。

（3）多在侧裂静脉偏额侧行蛛网膜锐性分离,在分离侧裂中减少撕裂牵扯,充分释放脑脊液后探查肿瘤。在切除肿瘤中注意肿瘤供血动脉及过路动脉的识别,在视神经鞘的周围减少电灼的热传导,在分离周边血管神经中多使用锐性分离,注意血管的穿支保护。

（4）对于蝶骨嵴脑膜瘤的外侧型及中间型要更积极地处理受累的硬膜及增生骨质。如受累的是眶壁骨质,应将受累的硬膜和骨质一并切除。对于肿瘤基底位于海绵窦外侧壁内层硬膜,应将该层硬膜切除,海绵窦的静脉性渗血多以海绵卷或速及纱适度压迫即可止血。

（5）海绵窦的开放:当肿瘤侵犯入海绵窦内,可先切开海绵窦外侧壁硬膜,探查肿瘤质地,如肿瘤质地软或韧,可尝试于神经间隙之间切除肿瘤。海绵窦外侧壁的开放,有硬膜外和硬膜下两种方式。我们的经验是,相对于神经鞘瘤、轴外海绵状血管瘤、鞍旁骨性肿瘤等需要尽量保持海绵窦外侧壁内层硬膜完整的肿瘤而言,硬膜外入路打开海绵窦外侧壁以切除单纯的海绵窦脑膜瘤的确可以简化操作步骤,减轻术后因牵拉脑组织造成的反应,但对于自海绵窦外侧壁侵入海绵窦内的脑膜瘤而言,其实际意义有限。因为对于侵入海绵窦的脑膜瘤而言,海绵窦外侧壁的内层硬膜应该一并予以切除。因此对于非单纯的海绵窦脑膜瘤,我们通常选择在硬膜下充分切开海绵窦外侧壁内层硬膜,具体方法见下述右侧蝶骨嵴脑膜瘤病例(图4-7)及视频4-1。

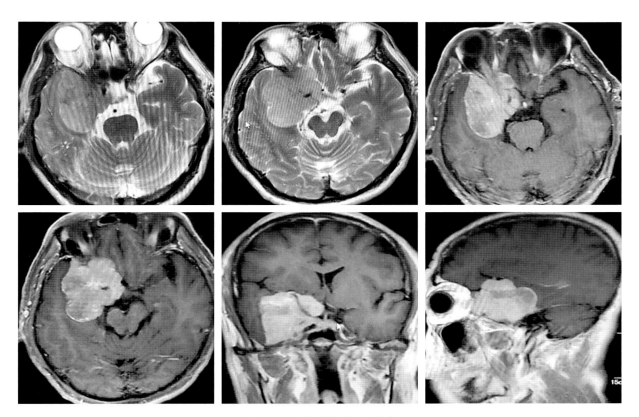

图 4-7　右侧蝶骨嵴脑膜瘤

术前头 MRI 见肿瘤基底位于海绵窦外侧壁并侵入海绵窦内,同侧颈内动脉、大脑前动脉及中动脉被肿瘤包裹其中

（6）颈内动脉的辨认和分离：此类脑膜瘤常常会因需要分离包绕颈内动脉、大脑前动脉、大脑中动脉，以及后交通动脉和脉络膜前动脉的肿瘤而使得手术切除变得复杂。我们通常会在辨认颈内动脉近端和大脑中动脉主干远端的基础上，沿血管走行方向纵行劈开肿瘤，显露颈内动脉和大脑中动脉的主干，再以此平面为基础，分别去辨认和保护大脑前动脉以及后交通动脉和脉络膜前动脉，具体方法见上述右侧蝶骨嵴脑膜瘤病例（图 4-7）及视频 4-2。

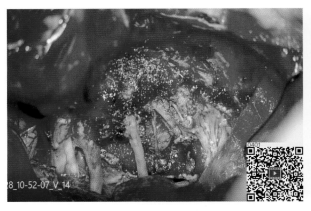

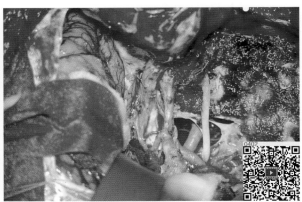

视频 4-1　切开海绵窦外侧壁，切除海绵窦内肿瘤手术操作

视频 4-2　分离肿瘤与血管粘连手术操作

6. 正常结构的保护　蝶骨嵴脑膜瘤需要保护的结构包括视神经、动眼神经、颈内动脉、大脑前、中动脉、后交通动脉、脉络膜前动脉及侧裂静脉等神经、血管结构。我们认为蝶骨嵴脑膜瘤的真正起源点不同，则对上述结构的定位和"预保护"要求存在相应差异。我们总结经验，将蝶骨嵴脑膜瘤的起源点划分为如下 4 类（图 4-8）。

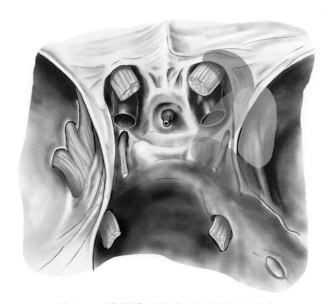

图 4-8　蝶骨嵴脑膜瘤不同肿瘤起源点

第Ⅰ类:起源点位于视神经管到前床突一线的硬膜,图4-8中标红色的区域,如图4-9所示病例。此类肿瘤需要优先辨认和保护视神经,可以早期打开视神经管以利视神经保护。颈内动脉和大脑中动脉、前动脉常常被肿瘤向后推挤移位,动眼神经及后交通动脉、脉络膜前动脉受肿瘤影响移位多不明显。

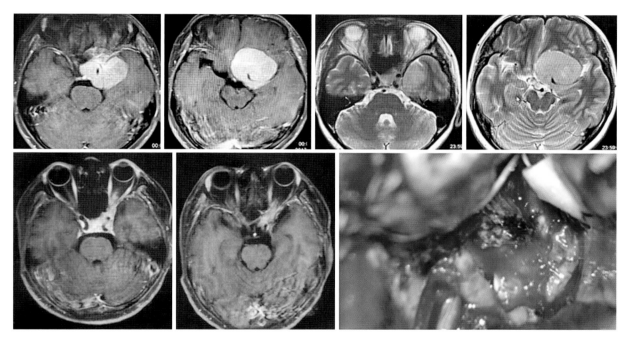

图4-9　起源点位于视神经管到前床突一线硬膜的病例术前(上排)及术后(下排左侧)头颅MRI,以及术中肿瘤切除术后(下排右侧)

第Ⅱ类:对于起源点位于海绵窦外侧壁到前床突一线的硬膜,图4-8中标黄色的区域,如图4-10所示病例。此类肿瘤的前床突磨除后最有助于提高切除效率。动眼神经常被肿瘤向下推挤至经小脑幕缘以下进入动眼神经三角,在处理小脑幕缘时应注意辨认及保护。颈内动脉及大脑中动脉常被肿瘤向上推挤移位,在处理颈内动脉外侧时,需要辨认和保护后交通动脉和脉络膜前动脉。

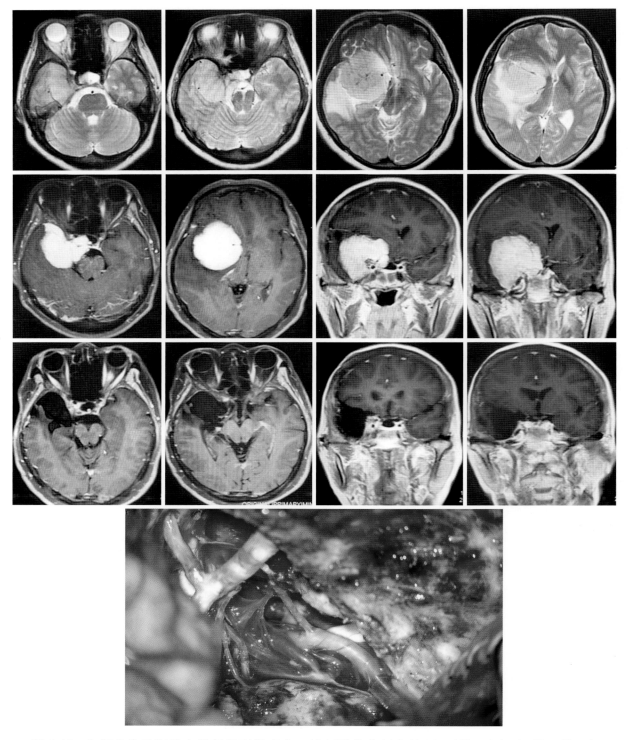

图 4-10 起源点位于海绵窦外侧壁到前床突一线硬膜的病例术前（上两排）及术后（第三排）头 MRI，以及术中肿瘤切除术后（下排）

第Ⅲ类:起源点位于前床突到后床突一线的硬膜,图4-8中标绿色的区域,如图4-11所示病例。此类肿瘤的颈内动脉及大脑中、前动脉常被肿瘤向前方推挤移位,因此开颅时颞侧骨窗应尽量充分。后交通动脉及脉络膜前动脉通常被肿瘤向内侧推挤移位,而动眼神经被肿瘤向后外推挤移位。视神经受压移位多不显著。

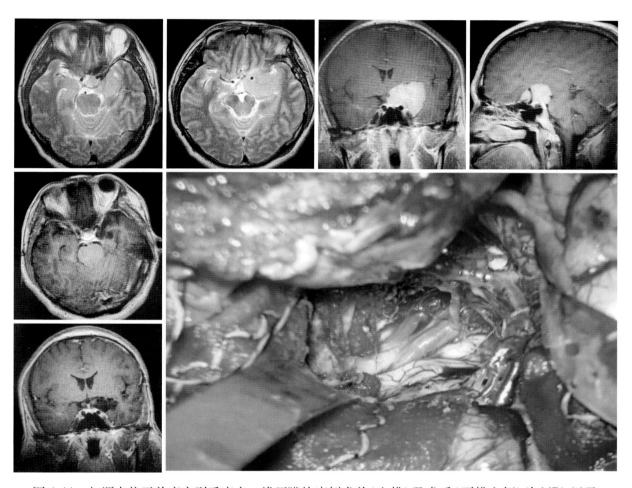

图4-11　起源点位于前床突到后床突一线硬膜的病例术前(上排)及术后(下排左侧)头MRI,以及术中肿瘤切除术后(下排右侧)

第Ⅳ类:起源点位于后床突到岩骨尖一线的硬膜,严格地讲不属于蝶骨嵴脑膜瘤范畴,但术前阅片时常与蝶骨嵴脑膜瘤无法明确区分,图4-8中标紫色的区域,如图4-12所示病例。此类肿瘤的开颅特别要求暴露颞侧,选择额颞断颧弓或额眶颧入路有助于创造更多的手术通道。此类肿瘤对血管的移位方向同上述第三种情况类似。不同的是,此类肿瘤将动眼神经向前推挤移位比较常见。对于鞍背有肿瘤基底的情况,需要考虑切开部分海绵窦外侧壁硬膜以增加对鞍背基底的显露。视神经受压移位多不显著。

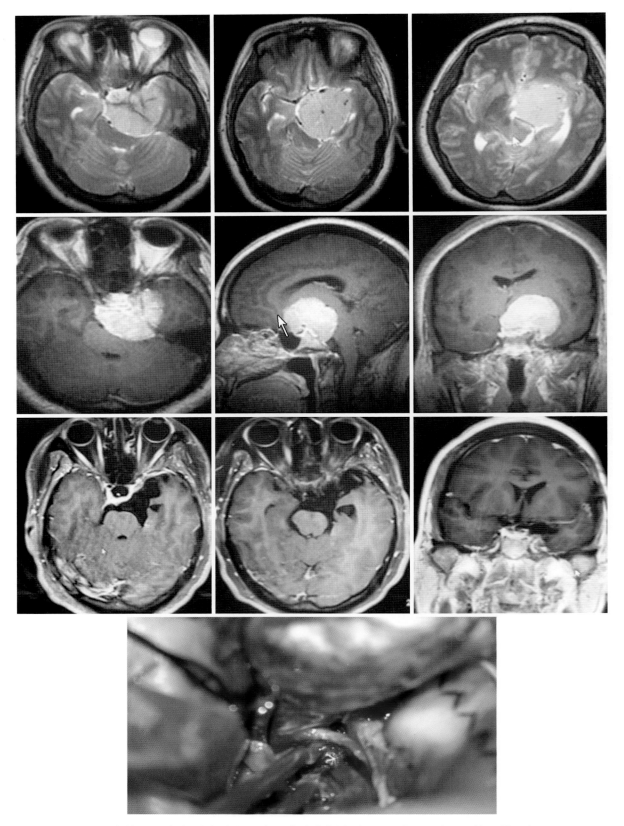

图 4-12　起源点位于后床突到岩骨尖一线硬膜的病例术前（上两排）及术后（第三排）头 MRI，以及术中肿瘤切除显示动眼神经向前移位（下排）

此外,对于侧裂静脉的保护应遵循"能保尽保"的原则。对于采用常规额颞入路的蝶骨嵴脑膜瘤切除,我们通常会从额侧充分分离侧裂,辨认并保护侧裂静脉汇入蝶顶窦的位置,以自动脑板将侧裂静脉连同颞叶向外牵开,固定后尽量减少不必要的挪动(图4-13A)。对于采用额颞断颧弓或额眶颧入路的蝶骨嵴脑膜瘤,除了根据需要分离并保护侧裂静脉之外,在处理位于海绵窦外侧壁及中颅窝底的肿瘤基底时,建议从颞叶底面偏前部将颞底抬起,或在侧裂静脉汇入蝶顶窦的下方将颞断极向后方牵开,与侧裂静脉上方间隙接续处理肿瘤基底(图4-13B)。当蝶顶窦被肿瘤侵犯需要离断汇入的侧裂静脉时,建议尽量选择靠近蝶顶窦一侧离断。

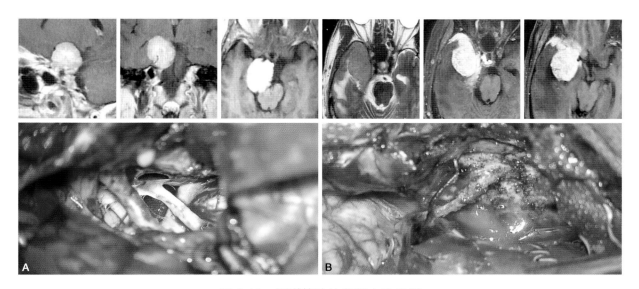

图 4-13 侧裂静脉的处理方法示例

A. 左侧病例为额颞入路分离侧裂静脉并向外下牵开;B. 右侧病例为额颞断颧弓入路将颞极连同侧裂静脉向后上牵开。上排均为对应病例术前 MRI,下排为肿瘤切除后

7. 颅底重建技术 蝶骨嵴脑膜瘤切除后如出现蝶窦开放,可取大腿或腹部筋膜缝合及脂肪填塞,硬膜做到水密缝合,避免术后脑脊液漏的发生。对于一些累及眶壁骨质的扁平型脑膜瘤要求对眶壁的骨质磨除,在关颅时注意对于眶壁骨质的骨性修复等,避免缺损过多而影响外观。

六、术后并发症及处理

蝶骨嵴脑膜瘤的外侧型和中间型多能达到全切除,复发率一般低于 10%。扁平型生长的脑膜瘤及内侧型蝶骨嵴脑膜瘤的复发率略高,文献报道在 8%~23%。根据相关文献统计,蝶骨嵴脑膜瘤的术后死亡率及致残率分别为 0~6% 和 4.5%~16.5%,内侧型蝶骨嵴脑膜瘤并发症的发生率相对偏高。术后并发症包括:视神经及动眼神经损伤、血管受累、脑组织的影响等。

内侧型蝶骨嵴脑膜瘤术后可出现视力下降、复视、眼睑下垂等,5%~30% 病人术后视力的下降,30%~50% 术后视力好转,术中要注重视神经的减压,同时避免视神经的过度牵拉和电凝、眼动脉等血管的损伤等。动眼神经受影响可引起复视、眼睑下垂等表现,眼睑下垂多自行恢复,复视长期不能缓解者可考虑眼科矫正,但效果仍然不确切。

动脉主干的损伤较少,时常出现一些细小分支或穿支如豆纹动脉的损伤导致的术后偏瘫等并发症。术中及术后的血管痉挛也会出现,术中如发现血管痉挛应使用温盐水稀释的罂粟碱冲洗术野,术后使用尼莫通持续泵入抗血管痉挛及保持脑灌注等治疗。

术后额叶或颞叶的水肿可引起癫痫、失语、偏瘫及精神症状等,术中使用自动牵开器时应轻柔,尽可能充分释放脑池内脑脊液减压充分后再牵拉脑组织,术后预防性口服抗癫痫药物。

七、病例展示

男性,21 岁,主诉"间断恶心呕吐 2 年,右下肢无力 2 个月"收入院,查体右下肢远端肌力 V⁻级。入院后充分术前准备,全麻下行左额颞断颧弓入路脑膜瘤切除术。术后左侧一过性动眼神经麻痹,术后 3 个月复查恢复正常,四肢肌力、肌张力正常。病理:移行性脑膜瘤伴片状坏死。术前、术后头 MRI 见图 4-14,手术操作见视频 4-3。

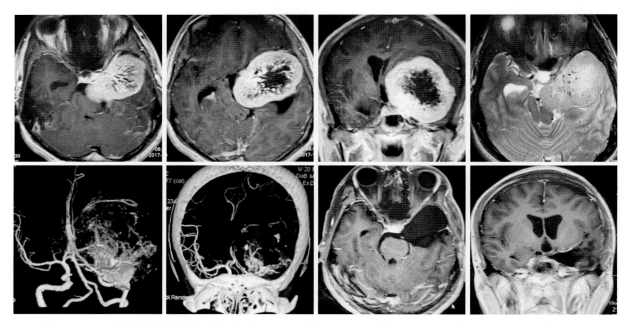

图 4-14 左蝶骨嵴脑膜瘤病人术前头 MRI(上排)、CTA(下排左两图)及术后 MRI(下排右两图)

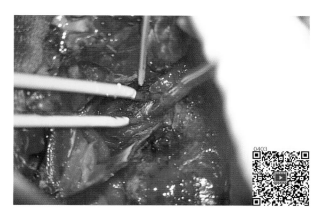

视频 4-3 蝶骨嵴脑膜瘤手术操作

（曹晓昱 王亮）

参考文献

［1］ NAKAMURA M，ROSER F，JACOBS C，et al. Medial sphenoid wing meningiomas：clinical outcome and recurrence rate［J］. Neurosurgery，2006，58：626-639.

［2］ ABDEL-AZIZ K M，FROELICH S C，DAGNEW E，et al. Large sphenoid wing meningiomas involving the cavernous sinus：conservative surgical strategies for better functional outcomes［J］. Neurosurgery，2004，54（1375-1383）：1383-1384.

［3］ ALTINORS N，CANER H，BAVBEK M，et al. Problems in the management of intracranial meningiomas［J］. Investig Surg，2004，17：283-289.

［4］ CUSHING H，EISENHARDT L. Meningiomas of the sphenoid wing. In：Meningiomas：Their Classication，Regional Behaviour，Life History，and Surgical End Results［J］. Springfeld，IL：Charles C Thomas，1938：298-387.

［5］ BONNAL J，THIBAUT A，BROTCHI J，et al. Invading meningiomas of the sphenoid ridge［J］. J Neurosurg，1980，53（5）：587-599.

［6］ BROTCHI J，PIROTTE B. Sphenoid wing meningiomas［M］. In：Sekhar LN，Fessler RG，eds. Atlas of Neurosurgical Techniques：Brain. New York，NY：Thieme，2006：623-632.

［7］ AL-MEFTY O. Clinoidal meningiomas［J］. J Neuro surg，1990，73（6）：840-849.

［8］ BENDSZUS M,RAO G,BURGER R,et al. Is there a benefit of preoperative meningioma embolization［J］. Neurosurgery,2000；47（6）：1306-1311,discussion 1311-1312.

［9］ DOWD C F,HALBACH V V,HIGASHIDA R T. Meningiomas：the role of preoperative angiography and embolization［J］. Neurosurg Focus,2003,15（1）：E10.

［10］ PAMIR M N,BELIRGEN M,OZDUMAN K,et al. Anterior clinoidal meningiomas：analysis of 43 consecutive surgically treated cases［J］. Acta Neurochir Wien,2008,150（7）：625-635,discussion 635-636.

［11］ SINDOU M,WYDH E,JOUANNEAU E,et al. Long-term follow-up of meningiomas of the cavernous sinus after surgical treatment alone［J］. J Neuro surg,2007,107（5）：937-944.

［12］ NEUMAIER PROBST E,GRZYSKA U,WESTPHAL M,et al. Preoperative Embolization of intracranial meningiomas with a fibrin glue preparation［J］. AJNR Am J Neuroradiol,1999,20：1695-1702.

［13］ ENGELHARD H H. Progress in the diagnosis and treatment of patients with meningiomas. Part I：Diagnostic imaging,preoperative embolization［J］. Surg Neurol,2001,55：89-101.

［14］ MORITA A,COFFEY R J,FOOTE R L,et al. Risk of injury to cranial nerves after gamma knife radiosurgery for skull base meningiomas：experience in 88 patients［J］. J Neuro surg,1999,90：42-49.

［15］ ROSER F,NAKAMURA M,JACOBS C,et al. Sphenoid wing meningiomas with osseous involvement［J］. Surg Neurol,2005,64（1）：37-43,discussion 43.

［16］ MIRONE G,CHIBBARO S,SCHIABELLO L,et al. En plaque sphenoid wing meningiomas：recurrence factors and surgical strategy in a series of 71 patients［J］. Neuro surgery,2009,65（6）,suppl：100-108,discussion 108-109.

［17］ SCHICK U,BLEYEN J,BANI A,et al. Management of meningiomas en plaque of the sphenoid wing［J］. J Neuro surg,2006,104（2）：208-214.

[18] CURRY W T,MCDERMOTT M W,CARTER B S,et al. Craniotomy for meningioma in the United States between 1988 and 2000﹐decreasing rate of mortality and the effect of provider caseload[J]. J Neuro surg,2005,102(6)﹐977-986.

[19] PATIL C G,VEERAVAGU A,LAD S P,et al. Craniotomy for resection of meningioma in the elderly﹐a multicentre,prospective analysis from the National Surgical Quality Improvement Pro-gram[J]. J Neurol Neuro surg Psychiatry,2010,81(5)﹐502-505.

[20] RUSSELL S M,BENJAMIN V. Medial sphenoid ridge meningiomas﹐classifcation,microsurgical anatomy,operative nuances,and long-term surgical outcome in 35 consecutive patients[J]. Neuro surgery,2008,62(3),suppl 1﹐38-50,discussion 50.

[21] BASSIOUNI H,ASGARI S,SANDALCIOGLU I E,et al. Anterior clinoidal meningiomas﹐functional outcome after microsurgical resection in a consecutive series of 106 patients﹐clinical article[J]. J Neurosurg,2009,111(5)﹐1078-1090.

[22] RINGEL F,CEDZICH C,SCHRAMM J. Microsurgical technique and results of a series of 63 spheno-orbital meningiomas[J]. Neurosurgery,2007(60)4,suppl 2﹐214-221,discussion 221-222.

第五章　蝶眶脑膜瘤

一、简介

蝶眶脑膜瘤（spheno-orbital meningiomas，SOM）是蝶骨嵴脑膜瘤的一个罕见亚型，约占颅内脑膜瘤的 2.5%~9%，好发于中年女性，起源于蝶骨大小翼的硬膜，可向海绵窦、眶上裂、眶尖、中颅底扩展，长入眼眶内、颞下窝，部分肿瘤可侵入视神经孔、鼻旁窦。受累部位的骨质增生是 SOM 的主要特点。因其范围较广，涉及神经血管结构众多，手术难度极大。病理以低级别肿瘤为主（WHO Ⅰ级肿瘤），多数为内皮细胞型，文献中也有非典型和恶性脑膜瘤报道。

最早 Cushing、Eisenhardt 将此类肿瘤命名为 meningioma en plaque，后来的文献中命名繁杂，有蝶骨嵴斑块型脑膜瘤（sphenoid wing meningioma en plaque）、翼点斑块性脑膜瘤（pterional meningioma en plaque）、蝶骨嵴骨质增生型脑膜瘤（hyperostosing meningioma of the sphenoid ridge）、蝶骨嵴侵袭性脑膜瘤（invading meningioma of the sphenoid ridge）等，目前"蝶眶脑膜瘤"是较为公认的命名方式。

由于肿瘤对骨质和软组织的广泛侵袭，在早期的报道中，多数学者并不支持积极的手术治疗。随着外科技术的发展、学界对于 SOM 的认识不断加深，手术切除逐渐在临床中开展起来。而近年来随着显微神经外科手术技术、颅底手术技术、手术入路的改良与发展，CT、MRI、神经导航等影像相关技术的推广与应用，使神经外科医师更彻底地切除 SOM 变得安全且具有可行性。尽管如此，对于长入海绵窦、累及眶上裂、眶尖的脑膜瘤，为了避免严重的神经功能障碍，有选择地残留仍是无法避免的难题。

二、局部解剖

1. 生理解剖　蝶眶脑膜瘤位于前中颅底交界，沿蝶骨嵴纵向、横向扩展，而对于蝶骨的认识和理解，是处理 SOM 的基本前提。蝶骨分为体、大翼、小翼、翼突四部分。蝶骨体上容纳垂体，内为蝶窦，前上接小翼构成视神经管，两侧为颈动脉沟、向外接海绵窦。蝶骨小翼由体部前上部发出，上面为前颅底后部，下面参与构成眶上壁后部，游离而锐利的后外侧缘为蝶骨嵴，蝶骨嵴内侧的游离端即为前床突，通过视柱与体部相连。蝶骨大翼由体部两侧发出，向外侧、前上方伸展，其前内侧部参与构成眶外侧壁的一部分，根部由前向后有圆孔、卵圆孔和棘孔，分别有三叉神经上颌支、下颌支和脑膜中动脉通行。在大小翼之间的骨性裂隙为眶上裂，其外下缘由大翼形成，内上缘由小翼形成，向前通眶，其内有动眼神经、滑车神经和三叉神经眼支通行。翼突自体部与大翼连接处向下方伸展，下部分别形成内侧板和外侧板，根部有翼管，向前通翼腭窝，有翼管神经通行。

需要特别注意的是膜性结构在局部的变化。硬脑膜分为骨膜层和脑膜层，在海绵窦、Meckel 囊、颅底孔处的移行关系是打开海绵窦、保护海绵窦内脑神经的关键。海绵窦外侧壁分为两层，外层为硬脑膜的脑膜层,内层为脑神经(Ⅲ、Ⅳ、V1、Ⅵ)在进入海绵窦时所形成的神经外膜层,这是切除海绵窦外侧壁而不损伤脑神经的解剖基础。海绵窦脑神经在穿眶上裂时,深部的骨膜层随神经移行为眶骨膜,在眶上裂靠外侧处,这一骨膜层被蝶骨大小翼夹拢而形成宽扁的韧带,即眶脑膜韧带(meningo-orbital band,MOB)。MOB是眶上裂的标志,在进行Dolenc入路开颅时,需要小心切开,为安全暴露并磨除前床突、打开视神经管、游离视神经创造条件,也是应用Hakuba技术自前方进入海绵窦的技术要点。

2. 病理解剖　在蝶眶脑膜瘤中,受累骨质增生是最主要的临床特点,肿瘤血供多来自脑膜中动脉,部分可能有颅内供血,肿瘤如果侵入海绵窦,可包绕颈内动脉及其分支。动眼、滑车、外展、三叉神经等可能被肿瘤包绕(图5-1)。

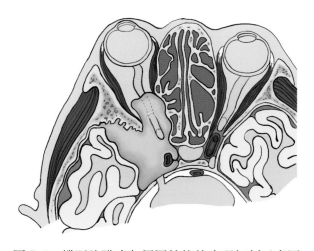

图5-1　蝶眶脑膜瘤与周围结构的病理解剖示意图

三、临床表现

单侧非搏动性突眼是SOM的主要临床表现,约在90%的病例中可见,多数随着病程的进展不断加重。突眼的原因包括肿瘤扩展致眶内容积减小和海绵窦、眶上裂受累静脉回流受阻。视神经功能障碍,包括视力丧失、色觉丧失和视野缺损,约在的30%~74%病例中可见。其他脑神经功能障碍(Ⅲ、Ⅳ、V、Ⅵ)所致眼外肌麻痹、面部感觉减退/过敏约在20%~25%病例中可见。有文献报道形成眼外肌麻痹的主要原因是眶内肿瘤增长导致的眼外肌机械受压,而不是真正的神经麻痹。除此之外肿瘤的增长可引起非特异性头痛、颅内压升高等症状。

四、影像学表现

CT扫描可以清晰显示典型的受累骨质增生,局部骨质表面不规则,蝶骨大小翼、眶顶瘤化重塑表现。MRI 相较 CT 能更好地显示软组织(眶内容物、颞下窝、颞肌)、硬膜受累情况。MRA 可帮助判断肿瘤对血管的累及情况,也推荐在术前完成。

根据蝶眶脑膜瘤的起源点不同,我们将其分为如下 3 类,如图 5-2 所示:

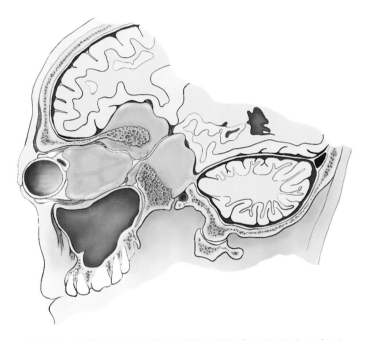

图 5-2　根据起源点不同的蝶眶脑膜瘤 3 种分类示意图

第Ⅰ类:起源于蝶骨小翼及眶顶,其表现为蝶骨小翼及眶顶骨质增生,邻近的眶筋膜、颞极硬膜以及颞肌表现为异常增厚及强化,病变可自眶上侵入眶内,表现为自眶上裂呈放射状分布的异常增生强化(图 5-3)。

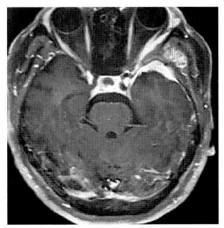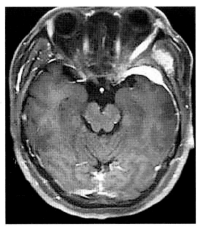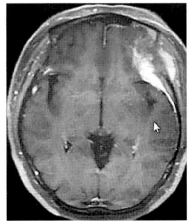

图 5-3　第Ⅰ类:起源于蝶骨小翼及眶顶的蝶眶脑膜瘤

第Ⅱ类:起源于蝶骨大翼,其表现为蝶骨大翼为主的骨质增生,可伴有蝶骨小翼的骨质增生;常伴有海绵窦异常增厚及强化,提示肿瘤侵犯海绵窦;病变亦可自眶上裂侵入眶内,表现为自眶上裂呈放射状分布的异常增生强化(图5-4)。

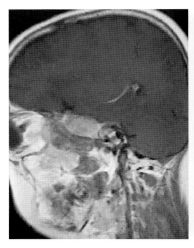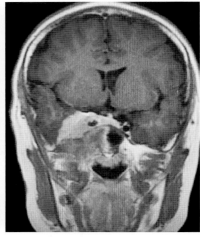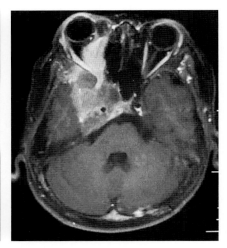

图5-4　第Ⅱ类:起源于蝶骨大翼的蝶眶脑膜瘤

第Ⅲ类:起源于眶内视神经鞘,表现为眶内视神经鞘为中心的异常强化,可伴有眶尖处膨大;可伴有颅内鞍上、前床突脑膜瘤。此类蝶骨大小翼可无明显骨质增生改变(图5-5)。

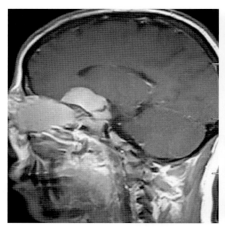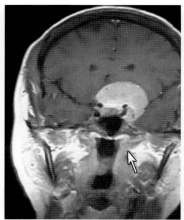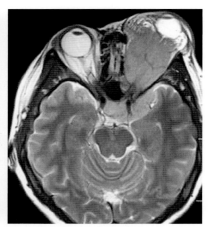

图5-5　第Ⅲ类:起源于眶内视神经鞘脑膜瘤

五、外科技术

蝶眶脑膜瘤的手术可通过三个阶段来描述:开颅暴露阶段、硬膜外操作阶段、硬膜下操作阶段。

1. 开颅暴露阶段　开颅阶段为标准的额颞入路基础之上的相关扩展。根据肿瘤向眼眶或中颅窝发展程度,采取不同的变异。如肿瘤侵袭眼眶部分较大,需要去除眶外侧壁;如肿瘤侵袭中颅窝底范围较大,需离断颧弓;如肿瘤侵袭范围更为广泛,则需采用标准额眶颧开颅,需去除眶外侧壁及颧弓,达到同时对眼眶内、眶上裂及中颅窝底部分肿瘤的充分显露。

以下以标准额眶颧开颅为例进行讨论:

(1) 头位及体位的摆放要点:病人取平卧位,头架固定牢固,头部向对侧转 30°~45°。

(2) 开颅步骤、要点及注意事项:切口起自耳屏前方、颧弓根下缘,弧形至中线/中线旁发际内。首先切开皮肤、帽状腱膜,暴露颞浅筋膜。颞浅动脉走行在该层筋膜内,避免切开过深可以从容处理、控制出血。然后将皮瓣向前翻开至关键孔,自颧弓根处、颞浅动脉额颞支起始处弧形切开至颞深筋膜浅层,于筋膜间游离至眶外侧缘。切开颞肌于附着点处留 1cm 肌肉条便于关颅时缝合,将额部皮瓣、骨膜游离,暴露眶上缘,并于眶上缘、眶外侧缘游离眶骨膜,显露眶下裂。

(3) 额眶颧开颅常用的有单骨瓣法及双骨瓣法。在此以单骨瓣开颅法进行描述。

通常来说,颅骨钻 3 孔,第 1 孔位置在关键孔(MacCarty 孔)用于暴露额部硬膜和眶骨膜,第 2 孔位于切缘下方近颞上线处,第 3 孔位于颧弓根上方,如果病人高龄、硬膜与颅骨内板粘连紧密,必要时可增加钻孔数目,避免损伤硬膜。

单骨瓣成形的过程:CutA,眶下裂至自关键孔之眶骨膜侧;CutB,自颧弓额突、颞突夹角下方 1cm 处;CutC,纵行离断颧弓后部;CutD,眶顶切开-自关键孔前颅底硬脑膜侧切开眶顶至眶上神经孔外侧;CutE,额颞骨瓣成形,连接三枚骨孔,前方与 CutD 相连;CutF,关键孔至 CutE 中颅底最低处。骨瓣取下后,颞肌向前、下方牵拉,充分暴露颞下窝(图 5-6 所示)。

SOM 的肿瘤主体即为被肿瘤侵袭而增生的骨质,这一步主要在硬膜外进行,因此在开颅时要尽量避免硬膜开放。

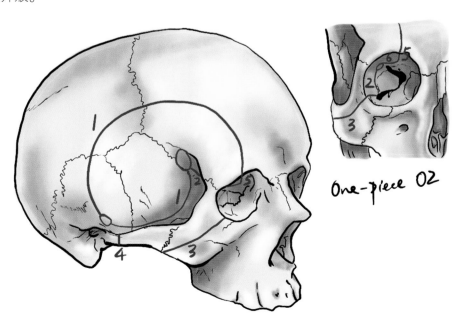

图 5-6　额眶颧单骨瓣开颅示意图

2. 硬膜外操作阶段 包括对海绵窦内肿瘤切除、眼眶内肿瘤切除、眶上裂内肿瘤的切除等。

此阶段最常用的技术即为 Dolenc 入路技术,即在眶颧开颅的基础上,从硬膜外打开眶脑膜韧带,暴露并磨除前床突,开海绵窦的外侧壁外层和内层之间的间隙,暴露海绵窦外侧壁。从而达到对眼眶内、眶上裂、海绵窦及中颅窝部分的充分暴露。

(1)充分暴露并磨除前床突:为了更好地暴露前床突,我们需要从硬膜外暴露并切断眶脑膜韧带。后者为眶尖部位的骨膜,其内走行眶脑膜动脉。切开眶脑膜带并阻断眶脑膜动脉,可更加充分暴露前床突。切开眶脑膜韧带不可过深以免伤眶上裂的脑神经。磨除前床突时应格外小心,需用 3~4mm 金刚砂钻头小心磨除镂空前床突骨质的核心,保留表面的薄层骨质,然后以持针器或止血钳去除残留骨质。避免损伤其内侧面的床突段颈内动脉(图 5-7),具体操作可参见视频 5-1。

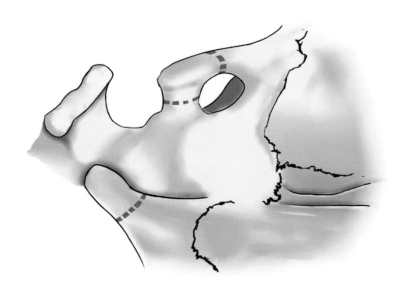

图 5-7 前床突磨除范围示意图(红色虚线部分)

(2)处理海绵窦部分肿瘤:海绵窦外侧壁为两层膜性结构,外侧为中颅窝底硬膜,内层为海绵窦固有膜。两者之间存在潜在间隙。切开眶脑膜韧带后可暴露海绵窦外侧壁的内层。分离海绵窦外侧壁的内外两层,将海绵窦外侧壁外层硬膜向后外侧牵拉剥离,充分暴露海绵窦顶壁和外侧壁。切除海绵窦内肿瘤时应首先辨别颈内动脉位置,通常通过磨除前床突后可显露床突段颈内动脉,由此定位颈内动脉。在海绵窦内,颈内动脉走行于三叉神经 Ⅴ1 支下方,这部分肿瘤与颈内动脉粘连紧密,处理这部分肿瘤时应仔细辨别肿瘤质地。以剪刀锐性分离肿瘤与颈内动脉之间的粘连,避免颈内动脉损伤。有时候肿瘤包绕脑膜垂体干,应避免从颈内动脉主干上撕脱所致难以控制的出血。展神经是唯一穿行于海绵窦内的神经,在肿瘤内减压时应注意避免损伤。在处理海绵窦内上方时,应仔细辨别肿瘤与神经之间的膜性结构,保留动眼神经表面的蛛网膜组织,避免术后动眼神经麻痹。海绵窦本身的出血为静脉血,即使汹涌亦可用明胶海绵卷压迫止血。明胶海绵卷填塞不可过多,避免产生颈内动脉的受压缺血。

（3）处理眶上裂及眼眶内的肿瘤：对于眶上裂附近已经被肿瘤侵袭的骨质要尽量全切除。将硬脑膜自蝶骨大、小翼上游离，在此时可能会有来自脑膜中动脉的供血，可能出血会较为汹涌，可以通过骨蜡进行控制。然后充分磨除蝶骨嵴、蝶骨大翼，在此时受累之部分眶上壁及眶外侧壁可被磨除。

眼眶内的肿瘤一般为中颅窝海绵窦部分肿瘤通过眶上裂生长，进入眼眶之内。肿瘤通常侵袭突破眶骨膜，向眼内肌内生长。一般去除眶顶和眶外侧壁，硬膜外切除前床突，减压视神经。避免手术中视神经的嵌顿。切除这部分肿瘤时，首先打开眶筋膜，避开上直肌和上睑提肌以免术后眼睑上抬功能受影响。其次辨别肿瘤与肌肉之间的界面，两者之间通常存在一潜在间隙，以显微剪刀锐性分离，通过肿瘤与肌肉组织之间质地的差异，可确定肿瘤的边界。沿着肿瘤边界可将眶内肿瘤完整分离。

3. 硬膜下肿瘤的切除　硬膜下肿瘤的基底通常位于中颅窝底，在硬膜下向颅内生长。通常沿着肿瘤基底边缘，弧形剪开中颅窝底硬膜，翻向前外侧。此部分肿瘤切除原则同常规硬膜下肿瘤切除原则。首先处理肿瘤位于中颅窝基底，沿着肿瘤基底边缘环形剪开肿瘤附着硬膜，应尽可能切除受累之硬膜，于海绵窦颅底侧保留 1~2mm 宽度以备缝合修补硬脑膜。以自体筋膜或人工可缝合硬脑膜水密性缝合。其次分离肿瘤与脑组织边界。术前颞叶水肿，提示肿瘤与脑组织粘连。应尽可能以锐性分离脑组织边界。保留蛛网膜界面。肿瘤表面可与大脑中动脉及其分支粘连包裹。应以剪刀锐性分离血管表面蛛网膜结构，避免血管及分支损伤。

4. 技术细节　前床突磨除的操作技巧，首先应根据术前颅底薄扫骨窗 CT 判断前床突气化程度判断前床突安全磨除的范围。离断前床突的三个步骤：①沿眶顶壁磨除，以离断前床突前内侧部；②沿蝶骨嵴内侧部磨除，离断前床突外侧部；③在前床突内部以金刚砂磨钻对骨质行镂空及"蛋壳化"，使其与视柱相离断，最终以持针器去除前床突；④以剥离子钝性剥离前床突与床突韧带的最后粘连，小心对其前内侧的视神经损伤。如前床突气化明显，在磨除前床突后筛窦或蝶窦即开放，术后应与自体脂肪或肌肉充分填塞，生物胶固定。避免脑脊液鼻漏。

依据我们对蝶眶脑膜瘤前述的分类方法，针对每一类肿瘤的处理方式不尽相同：

对于第Ⅰ类，彻底去除受累的蝶骨小翼骨质是关键。基本步骤是先切除颞肌内肿瘤，进而彻底咬除或磨除蝶骨小翼异常骨质，蝶骨小翼两侧的肿瘤可以一并切除，再切除浸润眶筋膜的肿瘤组织，最后切除受累的中颅窝底硬膜组织，硬膜下肿瘤一并予以切除。在切除颅内硬膜时，需辨认蝶顶窦及海绵窦与拟切除范围的位置关系，避免误损伤。肿瘤切除术后进行修补重建时，应依照切除的顺序逆向依次修补，特别强调硬膜尽可能严密缝合和眶外侧壁的坚强重建。相关病例见图 5-8。

对于第Ⅱ类，起源于蝶骨大翼骨质的蝶眶脑膜瘤，我们通常采用同第Ⅰ类类似的处理流程，所不同的是，此类肿瘤多侵犯海绵窦，因此在处理完骨质和眶筋膜后，我们通常会在硬膜外切开海绵窦，先处理完海绵窦内的肿瘤，方法如前所述。最后再打开硬膜，将受累硬膜及硬膜下肿瘤一并切除。修补重建原则与方式亦与第Ⅰ类相似。

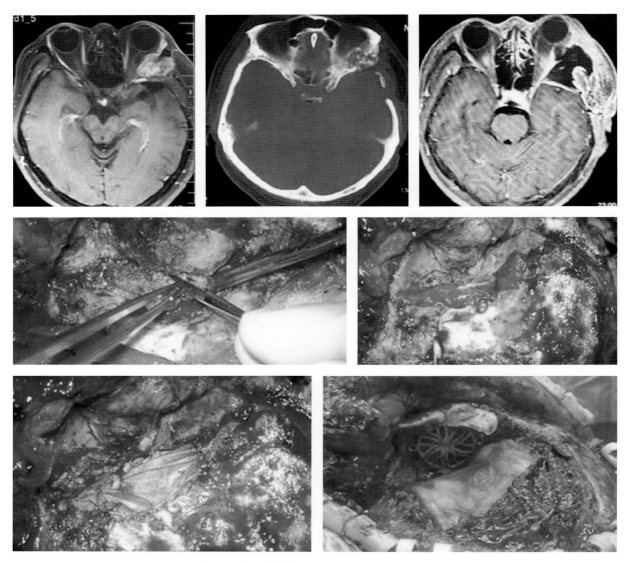

图 5-8 第Ⅰ类蝶眶脑膜瘤的手术病例展示

上排为病人术前 MRI、CT 骨窗及术后 MRI 表现;中排左为术中边咬除增生骨质,边分离附着于骨质的肿瘤边界;中排右为肿瘤及眶筋膜、中颅窝底硬膜切除后;下排左为人工硬膜严密修补缝合中颅窝底硬膜缺损;下排右为眶外侧壁骨质缺损以盖孔钛板修补

对于第 Ⅲ 类,起源于眶内视神经鞘膜的脑膜瘤,我们通常会选择与眼科合作开展眶内及颅内肿瘤的一期切除。眼科第一步,在球后脂肪和肌肉深方辨认分离肿瘤与正常组织的界面,完成球后部分肿瘤的切除。第二步,打开硬膜,完成硬膜下肿瘤切除。第三步,磨开视神经管,剪开镰状韧带和视神经鞘,游离视神经后切除视神经管内肿瘤。此类肿瘤的修补应首先完成视神经管切开硬膜的修补。图5-5 所述病例术后 MRI 见图 5-9,术中截图见图 5-10。

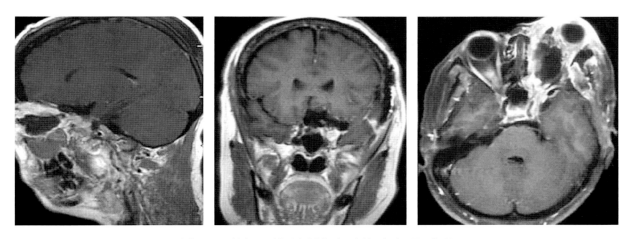

图 5-9　系图 5-5 所示病例术后 1 周复查头 MRI 表现

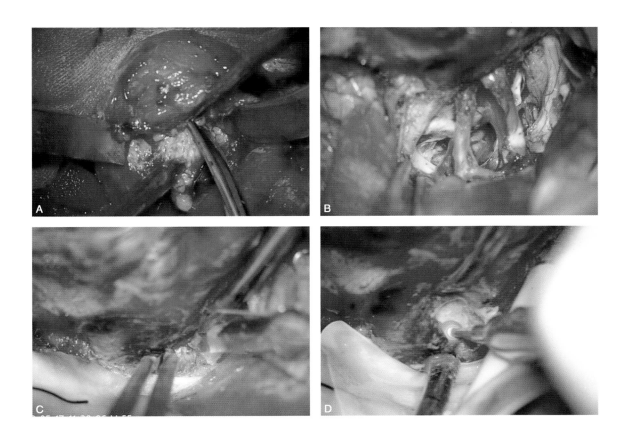

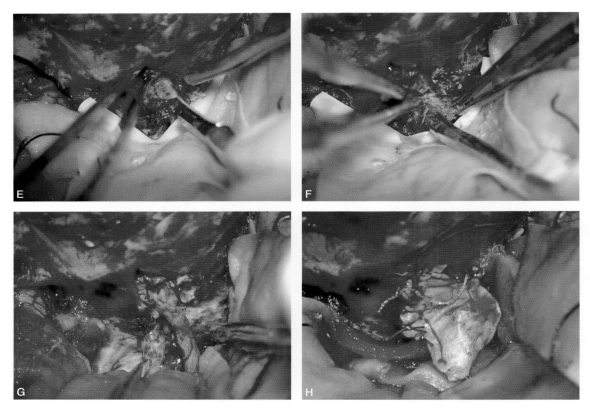

图 5-10　系图 5-5 所示病例的手术切除术中截图

A. 切除眶内球后肿瘤；B. 完成颅内肿瘤切除；C. 切开视神经管表面硬膜；D. 磨开视神经管；E. 切开视神经鞘；F. 切除视神经管内肿瘤；G. 视神经管内及颅内肿瘤切除后；H. 自体硬膜修补视神经管硬膜缺损

5. 正常结构的保护

（1）面神经额支的保护：筋膜下或者筋膜间分离处理颞深筋膜浅层、抬起颞筋膜脂肪垫、避免损伤面神经额支。

（2）眶上裂处脑神经保护：以显微剪刀小心切开 MOB，切开不宜过深，以打开海绵窦外侧壁外层即可。

（3）海绵窦内神经血管保护：对于质地较软的肿瘤，可分离轮廓化海绵窦内神经及颈内动脉；对于质地韧或粘连紧密的肿瘤，不应勉强分离。海绵窦外侧壁外层肿瘤切除后，即可停止手术。过于激进的切除此类质地韧的肿瘤势必产生极为严重的并发症。

6. 颅底重建技术

肿瘤切除后，中颅窝底硬膜开放，视神经管及内侧的筛窦或蝶窦常开放。必须行颅底修补重建，避免脑脊液漏发生。中颅窝底的硬膜缺损常尽可能以自体骨膜或筋膜间断性缝合。对于眶上裂及蝶骨嵴去除后所致残腔，常以自体脂肪充分填塞以消灭死腔。预防皮下积液。开放的蝶窦应首先去除蝶窦黏膜，以稀释碘伏消毒后，首先窦腔内以肌肉组织充分填塞，其表面以脂肪组织覆盖填塞。如果眶上缘、眶外侧缘被切除，可以使用自体骨移植/商用骨材料进行修补。如果颞窝骨质缺损过大，可以使用塑形钛板修补。

六、术后并发症及处理

1. 常见外科并发症

（1）脑脊液漏：多数情况为前床突骨质气化明显，与蝶窦筛窦相通。磨除前床突后导致筛窦及蝶窦开放，产生脑脊液鼻漏。病人临床表现为坐起或侧卧时有清亮液体自鼻腔流出。留取化验送检证实为脑脊液成分。若病人持续脑脊液漏则势必造成中枢神经系统感染。因此应尽早处理。

（2）皮下积液：因肿瘤切除后中颅窝底硬膜开放，磨除眶上裂及眶外侧壁骨质导致形成残腔，中颅窝底硬膜修补不严密，则势必产生死腔积液。临床表现为间断性发热，皮下积液，皮肤切口愈合不良或者不愈合。

处理原则：脑脊液漏和皮下积液若有严重症状，则需积极处理。处理原则为再次手术，去除上次手术失活组织。取充足量的自体脂肪。如果筛窦或蝶窦开放，可先将其内鼻窦黏膜去除干净，稀释碘伏反复冲洗。窦腔内填塞肌肉以支撑空间，以充足的自体脂肪裁剪成细长条形，充分填塞封堵窦腔潜在开口处。如果中颅窝底硬膜不完整，可取可吸收人工硬膜广泛覆盖颅底区域，在人工硬膜外填充足量的脂肪组织，充分消灭死腔，硬膜外放置引流管。术后保持 5~7 天引流后间断夹闭后拔除。经上述操作，一般皮下积液或脑脊液漏均可控制。

2. 常见神经功能并发症及预后

（1）动眼神经麻痹：是海绵窦肿瘤手术最为常见的并发症，发生率在 30%~50%。动眼神经麻痹程度可根据术后病人瞳孔大小、对光反射程度以及眼球/眼睑活动障碍程度来初步评估其预后。一般来讲，术后仅有眼睑上抬不完全麻痹、瞳孔未有明显散大，瞳孔对光反射尚存在时提示病人动眼神经麻痹预后较好的征象。如果术前眼动肌肉麻痹的症状是由于肿瘤机械压迫导致，那么术后改善的可能较大。

（2）突眼：文献报道，50%~100% 的突眼症状可以在术后缓解，Terrier 发现切除眶骨膜后可显著改善术前严重突眼病人的症状。

（3）视神经功能障碍：35%~75% 的病人术后视神经功能障碍得到改善。Oya 等认为严重的术前视力缺损，是术后较差视力的唯一显著危险因素，Kiyofuji 等发现术前无视力障碍，术后视力无影响可能性大；而术前视力越差，术后恢复正常可能性越小。

（4）面部感觉减退/过敏：因肿瘤侵袭海绵窦，病人术后常出现面部麻木。多因为手术中肿瘤与三叉神经 V2、V3 支粘连紧密，或三叉神经受到损伤所致。此类病人可长期出现面部不适，无特异性治疗手段。服用 B 族维生素或面部针灸治疗或可有一定疗效。

七、病例展示

男性，31 岁，主诉"左侧上睑下垂伴视力下降 3 年"收入院。查体：左眼失明，左眼睑最高上抬

3mm,左眼外突。入院诊断:蝶眶脑膜瘤。充分术前准备后,全麻下行左额眶颧入路肿瘤切除术。术后眼动同术前,眼球外突好转。病理:移行性脑膜瘤,偶见坏死,浸润脑组织生长。术前、术后头 MRI 见图 5-11,手术操作见视频 5-1。

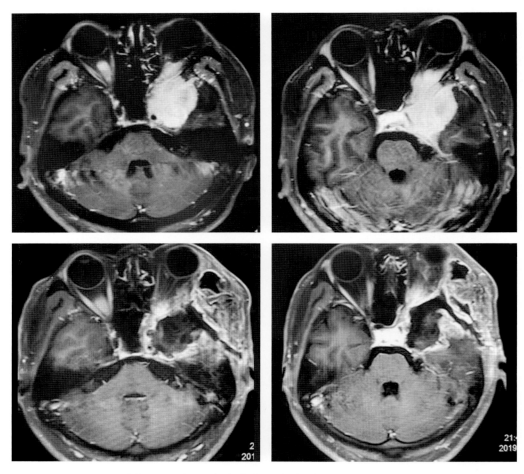

图 5-11　额眶脑膜瘤病人术前、术后 1 周头 MRI

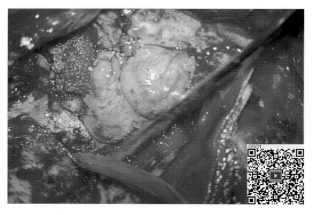

视频 5-1　蝶眶脑膜瘤手术操作

(李欢　王亮)

参考文献

［1］ MACCARTY C S, PIEPGRAS D G, EBERSOLD M J. Meningeal tumors of the brain［M］. In: Youmans Jr, ed Neurological Surgery. 2nd ed. Philadel phia, PA WB Saunders; 1982; 2936-2966.

［2］ POMPILI A, DEROME P J, VISOT A, et al. Hyperostosing meningiomas of the sphenoid ridge—clinical features, surgical therapy, and long-term observations; review of 49 cases. Surg Neurol［J］, 1982, 17; 411-416.

［3］ CASTELLANO F, GUIDETTI B, OLIVECRONA H. Pterional meningiomas en plaque. J Neurosurg［J］, 1952, 9; 188-196.

［4］ HONEYBUL S, NEIL-DWYER G, LANG D A, et al. Sphenoid wing meningioma en plaque; a clinical review. Acta Neuro-chir（Wien）［J］, 2001, 143（8）; 749-757.

［5］ RINGEL F, CEDZICH C, SCHRAMM J. Microsurgical technique and re sults of a series of 63 spheno-orbital meningiomas. Neurosurgery［J］, 2007, 60（4, suppl 2）; 214-221.

［6］ SANDALCIOGLU I E, GASSER T, MOHR C, et al. Spheno-orbital meningiomas; interdisciplinary surgical ap proach, resectability and long-term results［J］. J Craniomaxillofac Surg, 2005, 33（4）; 260-266.

［7］ SHRIVASTAVA R K, SEN C, COSTANTINO P D, et al. Sphenoorbital meningiomas; surgical limitations and lessons learned in their long-term management［J］. J Neurosurg, 2005, 103（3）; 491-497.

［8］ HONEYBUL S, NEIL-DWYER G, LANG D A, et al. Sphenoid wing meningioma en plaque; a clinical review［J］. Acta Neuro-chir（Wien）, 2001, 143（8）; 749-757.

［9］ MAROON J C, KENNERDELL J S, VIDOVICH D V, et al. Recurrent spheno-orbital meningioma［J］. J Neurosurg, 1994, 80（2）; 202-208.

［10］ VERHEGGEN R, MARKAKIS E, MUHLENDYCK H, et al. Symptomatology, surgical therapy and postoperative results of sphenorbital, intraorbital-intracanalicular and optic sheath meningiomas［J］. Acta Neurochir Suppl（Wien）, 1996, 65; 95-98.

［11］WEINGARTEN K,ERNST R J,JAHRE C,et al. Detection of residual or recurrent meningioma after surgery：value of enhanced vs unenhanced MR imaging［J］. AJR Am J Roentgeno,1992,158(3)：645-650.

［12］CUSHING H,EISENHARDT L MENINGIOMAS. Their Classification,Re ional Behavior,Life History,and Surgical End Results. Springfield［M］. IL Charles C Thomas,1938.

［13］POPPEN J L,HORRAX G. The surgical treatment of hyperostosing meningiomas of the sphenoid wing［J］. Surg Gynecol Obstet. 1940,71：222-230.

［14］CRAIG W M,GOGELA L J. Meningioma of the optic foramen as acause of slowly progressive blindness；report of three cases［J］. J Neurosurg,1950,7(1)：44-48.

［15］AMMIRATI M,MIRZAI S,SAMII M. Primary intraosseous meningomas of the skull base［J］. Acta Neurochir(Wien),1990,107(1-2)：56.

［16］GUIOT G,TESSIER P,GODON A. Fait-il opener les meningiomes en plaque de Arete sphenoidale?［J］Minerva Neurochir,1970,14：293-304.

［17］AL-MEFTY O. Supraorbital-pterional approach to skull base le sions［J］. Neurosurgery,1987,21(4)：474-477.

［18］NEIL-DWYER G,EVANS B T,LANG D A,et al. Cranio-facial osteotomies for skull base access［J］. Acta Neurochir(Wien),1995,134(1-2)：5-15.

［19］SEKHAR L N,JANECKA I P,JONES N F. Subtemporal-infratemporal and basal subfrontal approach to extensive cranial base tumours Acta Neurochir［J］(Wien),1988,92(1-4)：83-92.

［20］ROSER F,NAKAMURA M,JACOBS C,et al. Sphenoid wing meningiomas with osseous involvement［J］. Surg Neurol,2005,64(1)：37-43.

［21］HONIG S,TRANTAKIS C,FRERICH B,et al. Spheno-orbital meningiomas：outcome after microsurgical treatment：a clinical review of 30 cases［J］. Neurol Res,2010,32：314-325.

［22］ OYA S，SADE B，LEE J H. Sphenoorbital meningioma：surgical technique and outcome［J］. J Neurosurg，2011，114：1241-1249.

［23］ BIKMAZ K，MRAK R，AL-MEFTY O. Management of bone-invasive, hyperostotic sphenoid wing meningiomas［J］. J Neurosurg，2007, 107：905-912.

［24］ DE JESÚS O，TOLEDO M M. Surgical management of meningioma en plaque of the sphenoid ridge［J］. Surg Neurol，2001，55：265-269.

［25］ LI Y，SHI J T，AN Y Z，et al. Sphenoid wing meningioma en plaque：report of 37 cases［J］. Chin Med J（Engl），2009，122：2423-2427.

［26］ MARINIELLO G，MAIURI F，STRIANESE D，et al. Spheno-orbital meningiomas：surgical approaches and outcome according to the intraorbital tumor extent［J］. Zentralbl Neurochir，2008，69：175-181.

［27］ SCARONE P，LECLERQ D，HÉRAN F，et al. Long-term results with exophthalmos in a surgical series of 30 sphenoorbital meningiomas. Clinical article［J］. J Neurosurg，2009，111：1069-1077.

［28］ TERRIER L M，BERNARD F，FOURNIER H D，et al. Spheno-orbital meningiomas surgery：multicenter management study for complex extensive tumors［J］. World Neurosurg，2018，112：e145-e156.

［29］ KIYOFUJI S，CASABELLA A M，GRAFFEO C S，et al. Sphenoorbital meningioma：a unique skull base tumor. Surgical technique and results［J］. J Neurosurg，2019（8）：1-8.

第六章　岩斜区脑膜瘤

一、简介

1. 定义及流行病特点　岩斜区脑膜瘤,指肿瘤起源于上界至鞍背,下界至斜坡的上 2/3,内侧至中线,外侧至内听道内侧岩骨嵴的脑膜瘤。针对这一定义,需要指出如下三点:

（1）这一定义强调的是肿瘤的"起源点",即所谓"真基底",而肿瘤实际累及范围在临床病例中常常超出这一范围,可以局限于后颅窝,也可以骑跨中、后颅窝,肿瘤还可以侵犯 Meckel 氏腔而进入海绵窦的后外侧壁,甚至累及蝶骨侵犯蝶窦。这也是我们后文提出"岩斜区脑膜瘤六区"分法的依据。同时,还需要指出的是,一部分术前影像学上符合上述部位划分的脑膜瘤,在术中发现其真正起源于小脑幕以及小脑幕向岩骨嵴延续的硬膜,这类肿瘤严格意义上讲不属于岩斜区脑膜瘤,而应划归为小脑幕脑膜瘤。

（2）"斜坡的上 2/3",涉及斜坡的三区两线划分,目前较为通行的划分方法是:在冠状位上,分别以双侧内听道上缘和双侧颈静脉结节上缘做两条平行线,这两条平行线将上至鞍背,下至枕大孔的斜坡划分为上、中、下三区。这里所说的斜坡上 2/3 即指斜坡的上、中区。

（3）关于肿瘤起源外侧界的界定,本定义强调参考的解剖标志是内听道。这里还需要提到的一个解剖标志是 Meckel 囊后壁。有报道以三叉神经内侧作为肿瘤外侧界的解剖标志,我们认为其不妥之处主要在于,绝大多数的岩斜区脑膜瘤都与三叉神经关系密切,根据其起源位置的不同,受累的三叉神经会发生相应的位移,比如当肿瘤起源于岩骨嵴,三叉神经可能被肿瘤向内上方推挤移位。因此,这种情况下,我们会倾向于以相对固定的 Meckel 囊后壁代替三叉神经来协助进行肿瘤起源点的解剖定位。

后颅窝脑膜瘤占全部颅内脑膜瘤的 10%~15%,岩斜区脑膜瘤占后颅窝脑膜瘤的比例各家报道差异较大,从 3%~10% 到最高的 50%,我们分析跟各家报道都存在不可避免的选择性偏倚有关。其他的三间分布则趋同,包括发病年龄跨度范围较大,平均年龄在 40~50 岁之间;女性病人多于男性,男女比例接近 1:2;在发病地域、种族等方面没有发现明显差异。

2. 常见分型　岩斜区脑膜瘤的分型,根据分型的依据不同而略有不同。Yasagil 根据肿瘤的起源将其分为斜坡型、岩斜型和蝶岩斜型,这种分型确切但略显简单。Kawase T 等根据肿瘤在 MRI 的表现将其分为以下五型:①上斜坡型,起源于斜坡的上半部分,通常侵犯 Meckel 囊;②蝶斜型,肿瘤从斜坡侵犯到中颅窝和海绵窦;③岩斜型,肿瘤向内听道的下方和外侧侵犯;④中斜坡型,局限在中斜坡的中线区域,比较少见;⑤中央颅底型,累及双侧以及鞍上、鞍旁等区域。Ichimura S 和 Kawase T 对于所有适用于经岩前入路的岩斜区脑膜瘤,根据其起源进行了分型,包括上斜坡型、岩尖型、海绵窦型和小脑幕型,这一分型清晰合理,但只能涵盖部分岩斜区脑膜瘤。

我们总结自身经验,根据肿瘤在 MRI 中侵犯的范围,提出了自己的分型,可简称"张氏分型"。这一分型首先将岩斜区脑膜瘤侵犯的范围划分为六区（图 6-1）:1 区——岩尖,2 区——Meckel 囊/海绵窦/中颅窝,3 区——鞍区/蝶窦,4 区——对侧斜坡,5 区——内听道外侧岩骨嵴,6 区——下 1/2 斜坡。我们根据肿瘤侵犯不同区域的组合,将岩斜区脑膜瘤分为如下七型(表 6-1):岩尖型、岩斜型、斜坡型、海绵窦型、蝶岩型、岩骨嵴型和广泛型。Yasagil 提到的蝶岩斜型,在本分型中由于涉及 4 个及以上的区域,故归为广泛型。本分型的优点在于较直观与全面,但由于较为复杂,不利于初学者掌握。本分型另一优势是易于手术入路进行对应,具体对应关系将在下节中详述。

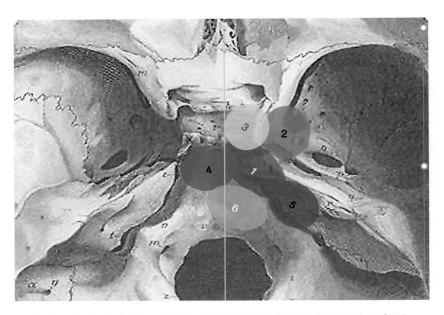

图 6-1 张氏分型——岩斜区脑膜瘤侵犯范围的六区划分示意图

1 区:岩尖;2 区:Meckel 囊/海绵窦/中颅窝;3 区:鞍区/蝶窦;4 区:对侧斜坡;5 区:内听道外侧岩骨嵴;6 区:下 1/2 斜坡

表 6-1 张氏分型——岩斜区脑膜瘤的分型及对应的区域、入路

分型	侵犯区域	手术入路
岩尖型	1 区	经岩前入路
岩斜型	1+4 区	经岩前入路
斜坡型	1+6 区(±4 区)	经岩前入路/经岩后入路
海绵窦型*	1+2 区(±4/6 区)	经岩前入路/经岩后入路
蝶岩型	1+2+3 区	额眶颧入路
岩骨嵴型	1+5 区	乙状窦后入路
广泛型	≥4 个区	经岩后入路/联合入路

*指当海绵窦型病变累及 4 区或 6 区时,可称之为岩斜海绵窦型

3. 治疗策略 跟其他大多数良性颅底脑膜瘤类似,岩斜区脑膜瘤的处理选择主要包括 3 种:手术切除、随诊观察和放射治疗。对于原发肿瘤而言,如系单纯偶然发现,完全没有临床症状及体征,且病变最大直径小于 1cm 的岩斜区脑膜瘤,如病人及家属对手术风险有顾虑,可以选择随诊观察,定期

复查头部增强 MRI 检查。对于高龄(>70 岁)、体弱、并发症较多等对手术耐受性差的病人,如病变持续性进展,可以将放射治疗置于手术治疗之前的优先地位进行评估。除此之外,对于大多数岩斜区脑膜瘤而言,手术切除仍是最主要的治疗方式。

我们认为,岩斜区脑膜瘤手术切除的目的是在肿瘤性质允许的情况下全切除肿瘤,而不造成正常组织、结构的损伤;更高层次的目标应该是在此基础上通过手术而改善或减轻病人的术前症状,但这一目标的实现则需要手术策略、手术技术以及术后积极康复的完美结合。

对于小而无症状的岩斜区脑膜瘤而言,我们会首先建议采取积极的手术治疗。这主要基于如下 3 个考虑:

(1) 当病变小且尚未引起相应的临床表现时进行手术切除,是最有可能实现病变全切除的同时不留永久性神经功能障碍的。当病变体积较大或已经出现相应的临床表现,达成手术目的的可能性会降低。

(2) 有研究表明,约 76% 的岩斜区脑膜瘤在随访观察期间都会表现出肿瘤生长。另有研究通过对近全切除岩斜区脑膜瘤病人进行随访,计算其残余部分的生长速度发现,该组病例的平均线性生长速度达 0.37cm/年。这些都提示肿瘤随着随访时间的延长而逐渐增大是个较为普遍的情况。

(3) 我们在临床实践中发现,岩斜区脑膜瘤与其他多数颅底良性肿瘤类似,其生长速度并不一定是线性的,肿瘤体积可以在不明诱因作用下出现短期内的快速增大。这为我们经验性预测肿瘤的生长速度进而做出治疗决策造成了很大的困难。当然,随着人工智能的不断完善与介入,相信未来包括岩斜区脑膜瘤在内的颅底脑膜瘤自然病史的预测会越来越准确。

对于未能实现全切除的岩斜区脑膜瘤而言,选择随诊观察还是放射治疗也需要根据情况而定。一般而言,我们做出决定的主要考虑因素是病理结果,如果病理提示肿瘤有生长活跃的情况,我们会建议病人在术后 2~3 个月接受放射治疗。近年来,随着放射治疗手段的丰富以及精度的提高,放射治疗的副反应及并发症逐渐降低,这使得我们对于残存肿瘤的术后早期(3 个月左右)放射治疗更加积极。

二、局部解剖

岩骨斜坡区涉及的解剖结构众多,如图 6-2 所示。只有对该区域的局部生理性和病理性解剖有比较清晰和全面的认识,才能够在手术中对于受累的神经、血管的位置、走行做到心中有数,才能够预先做出判断,达成保护的目的。

本节中,我们将在骨性、神经、动脉和静脉系统中分别选取一个最有代表性的结构进行展示,以期以点带面,以面及体。

1. Kawase 三角(中颅窝后内侧三角)　这个解剖区域严格上说是一个四边形结构(图 6-3),四条边分别是外侧边-岩浅大神经沟及岩浅大神经,内侧边-岩骨嵴,前界-位于三叉神经压迹的下颌神

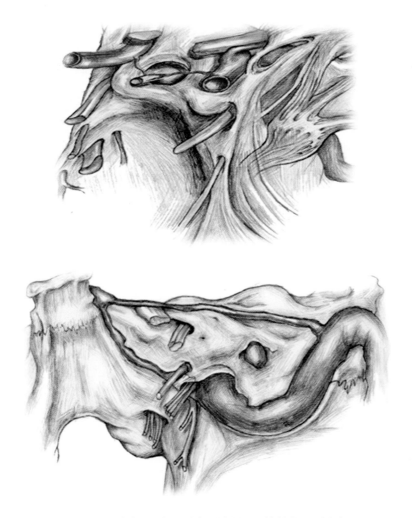

图 6-2　岩斜区涉及的部分神经血管结构示意图

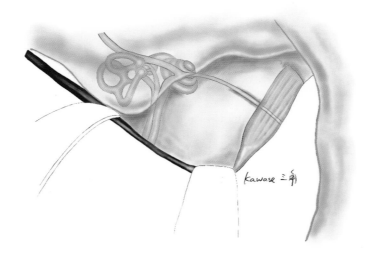

图 6-3　Kawase 三角解剖示意图

经,后界-弓状隆起的内侧脚。由于在此区域内没有其他结构,因此进行骨质磨除的操作时原则上可以放心大胆进行。但需要注意的是,颈内动脉岩骨段走行于岩浅大神经外侧深方,有时表面骨质菲薄。耳蜗位于岩浅大神经后方,面神经管内侧深方。这两个结构在岩前入路骨质磨除过程中不需要暴露,应避免损伤。在岩前入路骨质磨除的最后阶段,向外侧可能暴露出内听道的前内侧壁,这时应停止向外侧继续扩大磨除以保护面神经。向深方能够暴露岩下窦及展神经,如此时有出血应用压迫为主,避免过度电凝损伤展神经。

2. 展神经　展神经自桥延交界发出后上行,在三叉神经根下方和内侧各约 1cm 的位置穿斜坡硬膜开口(Dorello's 管) 出后颅窝。可见到展神经呈多根从多个硬膜开孔穿出的情况。如图 6-4 所示,展神经走行在斜坡两层硬膜之间,在后岩斜韧带(Gruber's 韧带) 的下方跨过岩骨嵴进入海绵窦。在海绵窦内,展神经走行于颈内动脉海绵窦段后垂直段外侧,三叉神经半月结上半部分和眼支的内侧。展神经在斜坡段和海绵窦段均被静脉丛包绕,故容易因止血方法不当造成损伤。当充分磨除 Kawase 三角后,在三叉神经的下方,可以显露展神经自脑干发出端到穿入斜坡硬膜的后颅窝全程走行。如图 6-4、图 6-5 所示,在切开海绵窦脉外侧壁硬膜,将三叉神经向下、外侧牵开时,可以显露展神经进入海绵窦以及在颈内动脉外侧走行至眶上裂的部分。

3. 颈内动脉海绵窦段　颈内动脉海绵窦段划分为后垂直、水平、前垂直三段,其在海绵窦段的分支主要有两个,一个是脑膜垂体干,通常发自颈内动脉的后垂直段或后曲,后发出分支供应斜坡、小脑幕和垂体下动脉。另一个分支是下外侧干,发自颈内动脉水平段外侧,较脑膜垂体干为细,从后上向前下经展神经外侧走行。脑膜垂体干在经岩前入路打开海绵窦后壁时常常作为辨认颈内动脉的重要解剖标志,如图 6-6 所示。下外侧干在从侧方打开海绵窦侧壁硬膜后需要注意辨认。颈内动脉出海

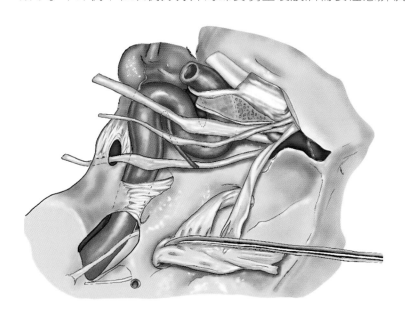

图 6-4　海绵窦内的神经、血管走行示意图(侧面观)

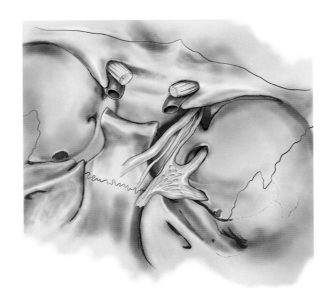

图 6-5　中颅窝底主要神经、血管进出颅底示意图(俯视图)

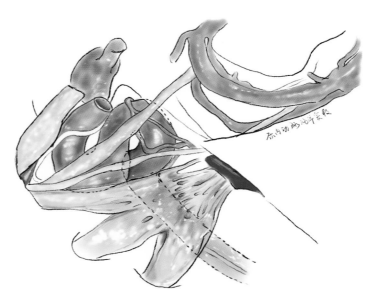

图 6-6　颈内动脉海绵窦段分支与邻近神经的解剖示意图

绵窦后首先发出垂体上动脉。

　　4. 岩上窦　位于岩骨嵴的岩上窦沟内,跟其他的静脉窦一样,是双层硬膜反折形成的静脉窦,前后两端连接海绵窦和横窦-乙状窦交界,主要收集的静脉血来自岩上静脉复合体。岩上静脉复合体入岩上窦的汇入点位置以及岩上窦本身的发育情况,在一定程度上影响了经岩骨入路本身的暴露范围和安全性。有研究根据岩上窦发育状况将其分为三类,60%岩上窦呈完全型,即向海绵窦和横窦-乙状窦均有引流,37%岩上窦为外侧型,只向横窦-乙状窦方向引流,3%为内侧型,即只向海绵窦方向引流。另有研究针对岩上静脉复合体入岩上窦的汇入点进行了测量,其与 Meckel 囊硬膜中点平均距离为 1cm,按照其汇入点的相对位置同样分为三型:Ⅰ型(外侧型)占 19%,汇入点位于内听道的外侧上方;Ⅱ型(中间型)占 72%,汇入点在三叉神经进入 Meckel 囊的外侧界与面听神经入内听道的内侧界之间,这一距离约长 13mm;Ⅲ型(内侧型)占 9%,汇入点在 Meckel 囊的上方或内侧。对于经岩前入路而言,内侧型岩上窦和岩上静脉复合体汇入点的内侧型均不利于手术范围的暴露以及保证脑组织的正常引流。

5. 病理解剖 岩斜区脑膜瘤与周边结构的病理解剖示意图见图 6-7。在经岩前入路中,我们以滑车神经和三叉神经作为标志,将手术空间划分为滑车上间隙、滑车下间隙和三叉下间隙三部分,见图 6-8。在滑车上间隙中,有动眼神经全长、动眼神经三角、基底动脉、大脑后动脉及其分支等结构;在滑车下间隙内,有小脑上动脉及其分支;三叉下间隙的暴露通常需要充分磨除 Kawase 三角,可以显露展神经全长、基底动脉的桥支等。如本章第一节所述,三叉神经的位置因肿瘤的起源点而异。如图 6-9 所示,对于起源于上斜坡的肿瘤而言,三叉神经通常被肿瘤向外侧推挤并压至小脑幕以下,相应的三叉下间隙不易暴露,操作空间较小。而当肿瘤起源于岩尖时,三叉神经会被肿瘤向内侧推挤,并可能被抬高至小脑幕水平以上,相应的三叉下间隙容易暴露,且操作空间较充分。

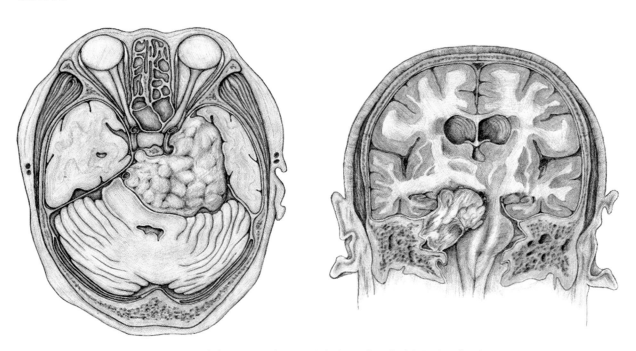

图 6-7 岩斜区脑膜瘤与周边结构的病理解剖关系示意图

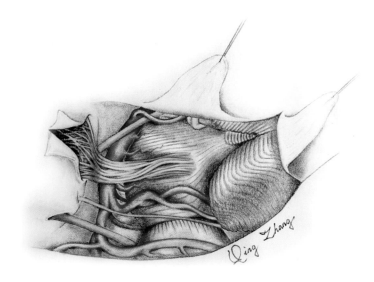

图 6-8 滑车上间隙、滑车下间隙和三叉下间隙示意图

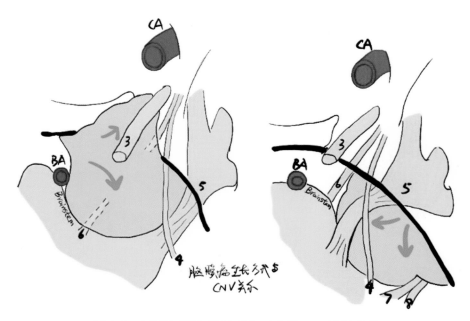

图 6-9 不同起源点的肿瘤与对应的三叉神经位移

三、临床及影像学表现

1. 临床表现 岩斜区脑膜瘤由于大多起病隐匿,缺乏特征性的临床表现而导致就诊时往往病史较长。临床上最常见的主诉是头痛和行走不稳,其次是面部感觉异常,比如麻木、疼痛,以及畏光、流泪等,可以有头晕、耳鸣、听力减退及复视,大型肿瘤可出现声音嘶哑、饮水呛咳等后组脑神经受累表现,发病后期可出现抬睑无力、上睑下垂以及面瘫的运动性脑神经受累表现,肢体运动、感觉异常等长束征,以及因颅内压增高失代偿出现的眼底水肿、视力进行性下降,频繁恶心

呕吐等。总之,岩斜区脑膜瘤的症状、体征与病变本身的部位、大小以及受累正常结构的范围、程度等有关。

2. 影像学表现 岩斜区脑膜瘤的常规影像学检查包括颅底的薄层计算机断层扫描(CT)和磁共振(MRI)。总体上讲,这一部位脑膜瘤的影像学特点与其他部位的脑膜瘤并无明显差异。我们需要强调的是,对岩斜区脑膜瘤而言,更需要全面结合 CT 和 MRI 不同扫描方式、不同扫描序列以及不同的轴面进行综合评价。

头 CT 检查通常包括平扫、增强、骨窗、CTA、CTV 和三维重建。CT 平扫可以提供肿瘤部位、质地、是否伴有钙化以及瘤周水肿等信息;借助 CT 增强可以初步判断肿瘤的血供丰富程度,有些情况下,对比增强和平扫的高分辨 CT 比 MRI 更能反映某些巨大肿瘤的实际范围。CT 骨窗像非常重要,除了帮助确定受累骨质以及众多骨性标志与肿瘤的定位关系外,对于拟选择经岩前入路者,CT 骨窗像提示岩尖骨质的气化情况;对于拟选择经岩后乙状窦前入路者,CT 骨窗像可以协助排除乙状窦前位、高位颈静脉球等特殊情况。CTA 可以提供肿瘤与相关动脉的位置关系信息,CTV 可以帮助明确静脉窦、主要引流静脉的开放程度、相互位置关系以及与肿瘤之间的位置关系,这些都是术前评估中必不可少的部分,在一定程度上决定着手术策略的制定。

头 MRI 检查必需包括 T$_1$、T$_2$、增强、Flair 等扫描序列,必要时做 MRA 和 MRV 以便明确诸血管与肿瘤的解剖关系。由于 MRI 扫描与成像更加精细,因此可以提供更多肿瘤本身及相应血管、神经、脑组织的信息。我们在此强调三点:

(1) 不能完全依赖 MRI 的表现解释病人的临床状况以及术中的实际情况,比如有些肿瘤巨大但病人症状轻微,或有些病例的基底动脉似乎完全包裹在肿瘤中,但手术当中发现两者之间存在完整的蛛网膜界面(图 6-10A)。

(2) 脑干水肿属于脑膜瘤瘤周水肿的表现形式,在岩斜区脑膜瘤中多有出现,有报道可达到 1/3 左右。但瘤周水肿分血管源性、间质性和细胞毒性等不同原因和机制,因此,不能认为出现瘤周水肿就一定存在瘤脑粘连、肿瘤浸润,也不能认为出现瘤周水肿就是无法全切除的信号。我们的经验是,当 T$_2$ 像出现不仅仅局限在肿瘤边缘的不规则的高信号区时常常提示存在蛛网膜-软膜粘连甚至肿瘤

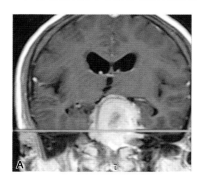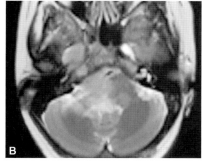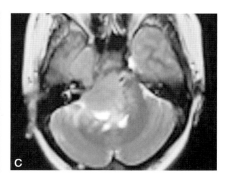

图 6-10 岩斜区脑膜瘤脑干水肿的代表性 MRI 表现

的浸润（图6-10B、C）。

（3）瘤脑界面出现多量的微囊泡样改变时，病理证实常存在软膜炎症改变，这常常提示较为严重的瘤脑界面粘连。

对于CT和MRI增强像提示肿瘤供血非常丰富，包裹在肿瘤中的颈内动脉、基底动脉等大血管管径变细，以及肿瘤侵犯海绵窦时，需要做四血管的全脑动脉造影检查。对于考虑行受累血管旷置或旁路搭桥者，还需要行大动脉球囊闭塞试验，以了解血管代偿情况。

四、手术入路的选择

1. 手术入路的选择　岩斜区脑膜瘤的入路选择主要依据肿瘤的起源部位、侵犯范围及术者的经验。我们处理岩斜区脑膜瘤主要采取的手术入路有4个，分别是：额眶颧入路、颞下经岩前入路、经岩乙状窦前入路和枕下乙状窦后入路。其中颞下经岩前入路是目前最常用的手术入路，如表6-1所示，对于病变属斜坡、岩尖、岩斜、海绵窦型的脑膜瘤，如满足鞍隔、鞍结节没有肿瘤基底，MRI矢状位示斜坡在桥延沟水平以下没有肿瘤基底，MRI轴位内听道层面示内听道以外没有肿瘤基底时，我们都选择颞下经岩前入路（图6-11A、E）。如病变基底位于中下斜坡，或累及至少4个区的广泛型，我们通常选择经岩乙状窦前入路（图6-11B、F）。对于蝶岩或蝶岩斜型脑膜瘤，肿瘤侵犯鞍上、海绵窦、蝶窦等结构时，我们会选择额眶颧入路（图6-11C、G）。对于内听道内、外都受累的岩骨嵴脑膜瘤，我们倾向于选择枕下乙状窦后入路（图6-11D、H），如术中证实小脑幕受累或为肿瘤真性基底，则在充分暴露小脑的小脑幕面基础上，同期行受累小脑幕切除。图6-11I为常见类型及对应入路。由于额眶颧入路在前边的章节已有介绍。本章下面两节将分别介绍颞下经岩前入路和经岩乙状窦前入路切除岩斜区脑膜瘤的技术步骤，枕下乙状窦后入路岩斜区脑膜瘤切除术不做过多文字说明，可参见后文的病例（见图6-26及视频6-3）。

2. 手术入路的相关问题　对于分期不同入路切除颅底脑膜瘤，有部分国内外学者表示赞同。我们对此持保留意见。术者在术前主动选择分期不同入路的情况不多，大多数情况是由于某一入路存在"看不到"或"切不动"的被动局面导致肿瘤较多残留，术者不得已二期（或同期）从另一个入路再试行切除。我们认为"切不动"的情况多是由于肿瘤与周围结构粘连紧密导致解剖关系不清，即使通过更换入路变更观察角度大多也无法改变这一客观状况，对于实现肿瘤全切除的贡献多少值得商榷。而"看不到"的情况多是由于对手术入路选择不合理或术中显露不充分造成的，通过改变手术体位，变换显微镜观察角度，联合神经内镜，运用其他手术技术，比如进一步瘤内减压或分离瘤脑界面后移位瘤体等，都有助于改善这种情况。

我们不排斥采用同期联合入路切除颅底脑膜瘤，这里多指枕下乙状窦后入路联合颞枕入路，替代经岩乙状窦前入路用于岩斜区脑膜瘤的切除。我们认为在病变侧乙状窦前置且该侧乙状窦为明显优势侧的情况下，乙状窦后入路联合颞枕入路不失为一个可以尝试的选择（图6-12）。

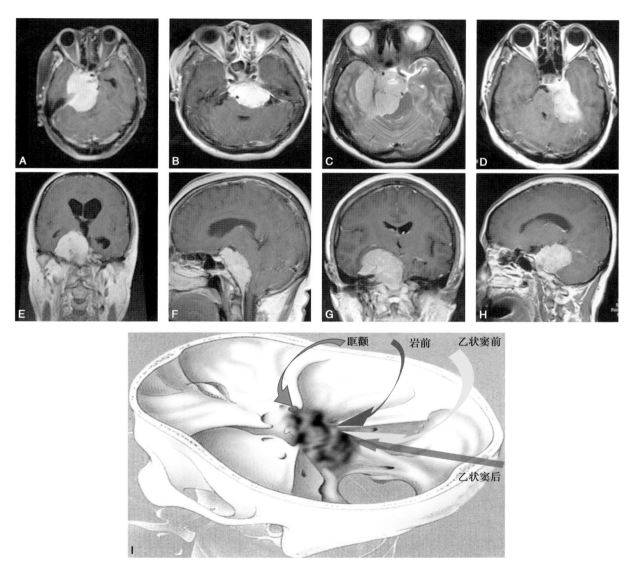

图 6-11　不同类型岩斜区脑膜瘤对应的手术入路

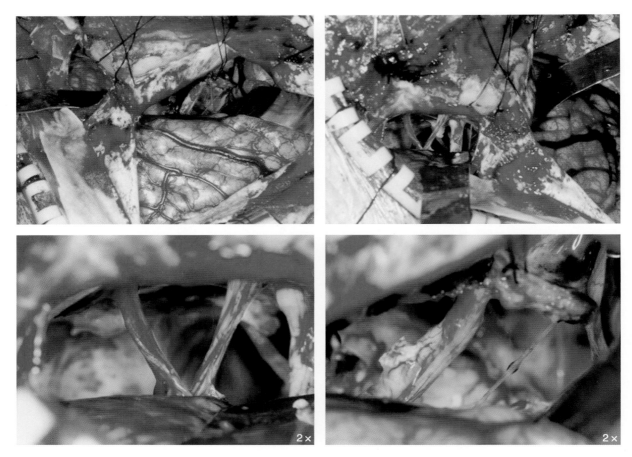

图 6-12　乙状窦后入路联合颞下入路展示肿瘤切除术后脑神经

五、颞下经岩前入路岩斜区脑膜瘤切除

1. 入路比较　与枕下乙状窦后入路相比,本入路优势主要包括以下几个方面:①更直接暴露和控制肿瘤位于斜坡、岩尖以及小脑幕的基底,易于处理来自脑膜垂体干、小脑幕动脉以及脑膜中动脉的供血动脉;②更便于处理长入 Meckel 囊、海绵窦和中颅窝底的肿瘤,亦可以处理后床突、鞍背脑膜瘤;③对面听神经、后组脑神经、小脑及脑干骚扰小。

与经岩乙状窦前入路相比,本入路的主要优势包括:①避免损伤乙状窦和 Labbe 静脉的风险,对脑组织静脉回流系统干扰小;②暴露范围小,开颅步骤相对简便,耗时少,术后并发症相对少。主要劣势是暴露范围有限,对于内听道外侧和颈静脉结节下方肿瘤无法暴露,对于基底宽广的肿瘤不适用。

国外绝大多数报道采用的是经硬膜外磨除岩尖(图 6-13)。与之有所不同的是,我们在对硬膜外和硬膜下磨除岩尖进行比较后,提倡从硬膜下完成对岩尖骨质的磨除。相对而言,经硬膜下磨除岩尖骨质的主要优势包括:①省去了硬膜外分离中颅窝底硬膜的步骤,因此对开颅需要暴露的范围要求更小,切口设计可以更精巧美观,也避免岩浅大神经因不当操作造成损伤以及破坏蝶顶窦而影响侧裂静

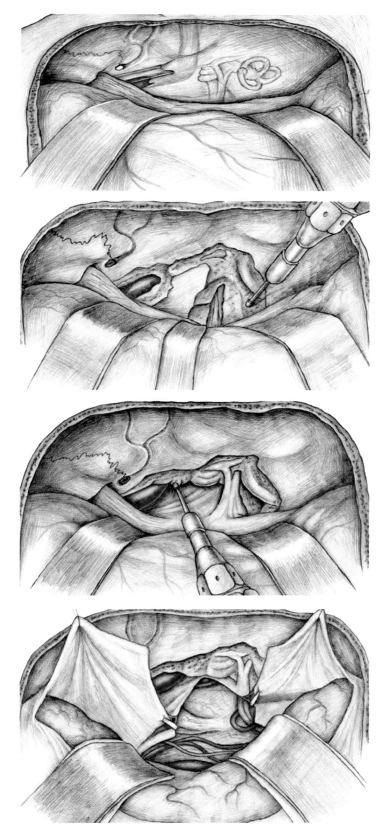

图 6-13 硬膜外磨除 Kawase 三角的示意图

脉回流的可能性;②岩尖骨质的磨除范围,可以根据术中对于肿瘤基底的暴露程度研判,做到因人而异的个体化,避免不必要的过度暴露;当有需要时,可以在及早打开 Meckel 囊游离三叉神经基础上,对 Meckel 囊后壁骨质进行充分磨除,便于早期充分暴露肿瘤基底;③关颅时操作简便,硬膜可以严密缝合,不用另取脂肪修补填塞,显著减低术后脑脊液鼻漏的发生率。其主要的劣势在于对于硬膜下准确定位弓状隆起、岩尖的解剖熟练程度要求较高。

2. 头位及体位 正确的头位和体位对于术中准确辨认解剖标志、降低颅压以保护脑组织、加速手术进程都具有十分重要的意义。我们对于头位和体位的基本要求可以概括为:安全、牢固和舒适。术中是否保留头发由病人自行决定,如保留头发,须在术前 3 天每日用含消毒成分的洗发水清洗头发,长头发可提前编辫。我们不将腰穿置管引流作为开颅前的常规工作,对于极个别的术中释放脑脊液严重困难者,会在开颅后 B 超引导下行脑室(颞角或三角区)穿刺引流术。

病人采取仰卧位,患侧肩下垫枕抬高,头部转向对侧,从鼻根到枕外隆突的长轴与地面水平线保持平行,头部略下垂。Mayfield 三钉头架固定时出于术后美观考虑,我们通常将单钉置于额部,双钉置于枕部。体位方面,我们推荐采取"中凹位",通常将病人上半身仰起 15°~20°,保证双侧颈内静脉回流顺畅,下半身仰起 10°,利于双下肢静脉回流。具体如图 6-14 所示。对于预计手术时间较长者,可将患侧上臂略屈曲旋前,对侧下肢适度屈曲外旋,使其均保持休息位,同时,给予保暖、抗血栓等相关装置,常规埋藏记录电极、刺激电极等术中电生理监测装置。

3. 开颅步骤 头皮切口下缘起自颧弓下 0.5cm,耳屏前 1~1.5cm,尽量选择在颞浅动脉后方,先垂直向上,到颞线水平弧形向后,止于颞后方,全长 10cm 左右(图 6-14)。皮肤切口完成后,可以在帽状腱膜下层沿颞肌筋膜表面向切口两侧以组织剪刀做适当游离,以增加切口周围活动度。用手术刀在颞下颌关节前方切开颧弓表面骨膜层,并继续向上沿皮肤切口方向弧形切开颞肌筋膜层,必要时可以"T"字形切开。以骨膜剥离子沿颧弓表面自后向前暴露颧弓骨质,保持骨膜下操作以避免面神经额颞支损伤导致的术后额纹消失。颞肌切开有两种方式,一种是自颧弓根沿皮肤切口方向直接切开颞肌全层,在骨膜下将肌肉向两侧分离。另一种方式是先自颧弓根向后切开,过外耳道上缘水平后再向上向前尽量沿颞肌纤维走行弧形切开颞肌,再行骨膜下游离。第二种方法的优点是颞肌保留相对完整,取颞肌块进行颅底修补时较为便捷,但需注意向后切开时尽量避免过于贴近外耳道上缘造成不必要的损伤,另外该处常有小动脉出血,可预先电凝止血后再切开。将颞肌以自动牵开器向两侧牵开后暴露颅骨。

颅骨的解剖标志包括颧弓根、外耳道、颞线。选择在颧弓根部钻孔,铣刀铣下约 4cm×6cm 大小骨瓣(图 6-15)。对于骨瓣颅底一侧有如下要求:①应以外耳道水平作为中点;②如中颅窝底或海绵窦有肿瘤侵犯,则骨瓣颅底一侧应紧贴颧弓向前扩展;③向后不需暴露横窦及乙状窦;④颧弓根至外耳道一侧不留骨檐,应可见到中颅窝底硬膜转折,如有气房开放,骨蜡封闭。

显微镜下弧形剪开硬膜,向颅底方向翻起并悬吊。注意硬膜剪开范围不宜过大或过小。应距骨

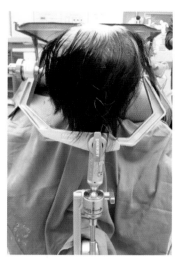
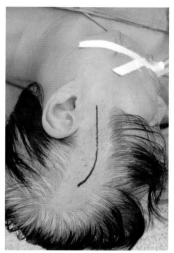
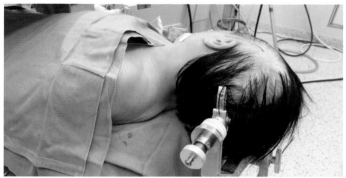

图 6-14　头位、体位及切口设计

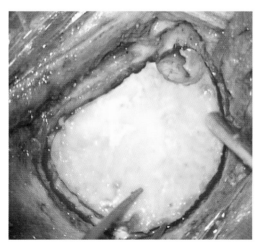
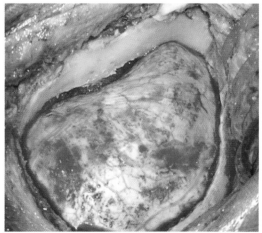

图 6-15　骨瓣成型前后示意图

缘 0.3~0.5cm 保证关颅时能够严密缝合硬膜为准。释放脑脊液非常关键，只有在充分释放脑脊液后才能实施后续的操作步骤。脑沟内释放脑脊液效率偏低，因此通常我们选择在脑池释放脑脊液。由于岩斜区脑膜瘤常常占据环池，因此，在这种情况下，我们通常会首选动眼神经池释放脑脊液。少数情况下我们会用剪刀或吸引器将小脑幕向颅底方向牵开暴露脚间池，或剪开小脑幕向桥前池开放脑池。这里需要指出的是，在此之前，我们通常会将颞叶从颅底牵开，在此操作过程中需要注意以下几点：①尽量应该使用自动牵开装置，如自动脑板，以解放术者双手。②脑板置入的位置应尽量避免靠后，越靠后损伤下吻合静脉（Labbé 静脉）的可能性越大，通常我们选择平外耳道水平。③时常会碰到颞叶底面有自前向后入中颅窝底硬膜的引流静脉，我们通常会以尖刀锐性切开引流静脉两侧颅底硬膜，将其从颅底硬膜上抬起或增加其活动度。如万一操作失败，尽量靠近颅底硬膜侧电凝后剪断引流静脉。④应该使自动脑板给予脑组织均匀持续的牵引力，因此，自动脑板应选择置入颞底的部分是平直而无弧度的，其弧度最好跟颞叶自身弧度保持一致。脑板应平行于颞底脑平面置入，避免出现剪切力，脑板置入固定后尽量避免频繁的松紧和移动。⑤自动脑板在岩尖骨质磨除的过程中主要起到保护作用，在肿瘤切除后期，脑组织张力很低的情况下，可以考虑将其撤出。

在硬膜下磨除岩尖的步骤中，首先应该辨认如下解剖标志，包括弓状隆起、小脑幕缘、滑车神经、岩上窦和岩尖。我们通常先将显微镜的焦点顺弓状隆起聚焦到小脑幕缘，在滑车神经进入小脑幕的后方切开小脑幕，向外向后贴近并平行岩上窦方向切开小脑幕，后方可充分暴露小脑。再将显微镜角度向外侧打至聚焦弓状隆起，在弓状隆起至岩尖平行岩上窦外侧切开颅底硬膜，将其向外侧推开约1~1.5cm。向前方分离岩尖骨质与硬膜结构的间隙，可以填塞少量海绵垫开。

在暴露 Kawase 三角骨质后，可以选择先将岩上窦自岩上窦沟内游离后电凝或结扎离断，也可以选择先行磨除靠近岩骨嵴的部分骨质，使处理岩上窦的操作空间更充分后再行离断。岩上窦离断的点不宜太偏前或偏后，太偏前靠近 Meckel 囊，残端容易在后续的操作中再次出血而耽误手术进度，太偏后则增加影响岩上静脉复合体回流的风险。我们大多选择接近弓状隆起的水平作为离断点。暴露 Kawase 三角的范围如图 6-16 所示。

达到安全、充分地磨除 Kawase 三角骨质的目的，在磨除前须将脑表面的棉条棉片取出，置入橡胶手套制成的橡胶垫片，并以自动脑板随脑组织一同牵开。橡胶垫片同时起到保护脑组织和收集骨沫的作用，尽管很光滑，但仍有被磨钻圈起的风险，因此应严格选择置入垫片的大小和放置深度。磨除的范围而言，一般从岩骨嵴向外 1.5cm 以内，弓状隆起与岩骨嵴后缘交汇点向前 0.8cm 的范围深方都是无结构骨质，可以大胆磨除。我们借鉴前床突"蛋壳化"磨除的方法，先使用 4mm 切割钻快速磨除该区域的骨质，磨除应采用平面推进方式，避免局部过深。当深方骨质磨断，更换 3mm 金刚砂磨钻在内侧岩骨嵴边缘及三叉神经压迹处做由外向内磨除，用剥离子在残留的薄层岩骨嵴骨片与硬膜之间充分游离后取出骨片，这样操作可以避免磨钻磨开岩上窦造成的出血。同时，磨除骨质的外侧深方以岩下窦为界，使用 3mm 金刚砂磨钻向下外界磨除时应精细操作，尽量不磨开岩下窦。因其止血

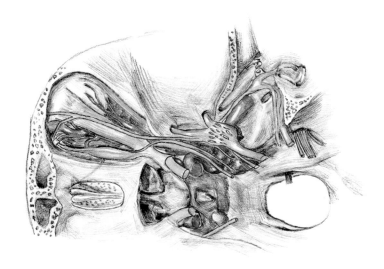

图 6-16　暴露 Kawase 三角范围的示意图

过程中填塞加电凝的操作有误伤展神经的可能。我们不主张在磨除的过程中常规暴露颈内动脉岩骨段和岩浅大神经。

在此之后，就是我们之前提到的硬膜下磨除岩尖的一个便利，即可以沿三叉神经表面硬膜切开直至 Meckel 囊，我们通常会继续切开直至暴露三叉神经的下颌支。通过向内侧游离三叉神经，暴露 Meckel 囊后壁骨质并作精细磨除，进而充分显露三叉下间隙。骨蜡封闭岩尖骨质磨除后的断面。

4. 肿瘤切除步骤　岩斜区脑膜瘤的切除步骤同样大体依照"阻断肿瘤供血，离断肿瘤基底，充分减瘤，分离肿瘤与神经、血管、脑组织粘连"的脑膜瘤切除基本步骤。但需要注意很多技术细节，下面分别介绍。

5. 技术细节　在离断肿瘤基底前，可以先在打开的 Meckel 囊后探查肿瘤是否侵犯到 Meckel 囊内，如果肿瘤侵入 Meckel 囊内，可以将三叉神经根丝自肿瘤表面锐性游离后，用显微神经钩或显微剪刀将侵入的部分从起始端开始向 Meckel 囊外提出或带出后切除。

如肿瘤未经海绵窦外侧壁侵入海绵窦，我们会用尖刀紧贴滑车神经入小脑幕点向外切开小脑幕直至 Meckel 囊后壁硬膜。这样操作可以将海绵窦后壁硬膜一并切除，进而直接暴露鞍背、上斜坡骨质。如此时有可控的动脉性出血不要慌张，绝大多数为脑膜垂体干出血，找到断端充分电凝即可止血，切忌盲目烧灼或以大量海绵卷盲目压迫，因为这些盲目操作可以造成颈内动脉海绵窦段后曲撕裂或闭塞。另一根常见的供血动脉为小脑幕动脉，其常位于 Meckel 囊后壁硬膜附近。因此，在离断肿瘤基底过程中，可以通过将三叉神经向内、外游离而充分显露并电凝切断小脑幕动脉。

当肿瘤经海绵窦外侧壁侵入海绵窦时，可以用尖刀沿动眼神经入动眼神经三角的硬膜环向眶上裂方向切开，再弧形转向上外，直至与之前 Meckel 囊切开硬膜汇合。将海绵窦外侧壁外层硬膜掀起，

颅底脑膜瘤外科手术精粹
SURGICAL ESSENTIALS IN SKULL BASE MENINGIOMAS

暴露肿瘤,辨认其与海绵窦内走行神经、颈内动脉海绵窦段的病理解剖关系,脑膜瘤海绵窦内部分质地常较为硬韧,切除过程中尽量避免用力牵拉以免损伤血管。该入路打开海绵窦外侧壁后术中所见如图 6-17 所示。具体方法可以参见"手术原则"章节视频 1-6 和"蝶骨嵴脑膜瘤"章节视频 4-1。

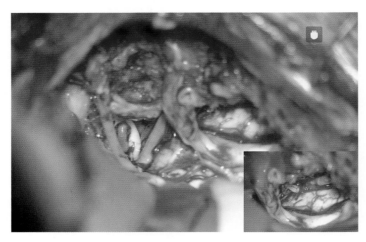

图 6-17　切开海绵窦外侧壁肿瘤切除后,可见动眼神经、三叉神经以及展神经(右下角小图)

在离断肿瘤基底过程中,应保持在斜坡硬膜和岩骨嵴骨质与肿瘤之间进行,避免在硬膜表面残留薄层肿瘤组织。否则,既增加了残存肿瘤复发的概率,又不利于辨认包括展神经等出斜坡硬膜的孔道,而增加了保护神经的难度。

对于多数肿瘤而言,我们选择完全离断肿瘤基底后再行后续操作,但对于基底宽广呈匍匐型生长的,则选择离断部分基底、剪除部分肿瘤、再继续断基底等操作方式。

考虑到肿瘤质地与操作效率的关系,我们在岩斜区脑膜瘤的减瘤不常采用类似神经鞘瘤的"剥洋葱掏心法",而是更多地采用"分块削土豆法",尽量保持在蛛网膜下分离出一部分就切除一部分。离断肿瘤的方式根据肿瘤的性状,质软的肿瘤可以用吸引器吸除,质地稍韧的可用超声吸引器,质地硬韧的可以使用电磁刀、射频刀或尖刀(图 6-18)。

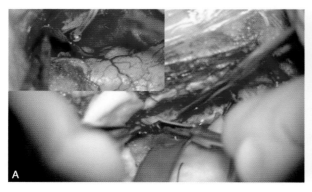 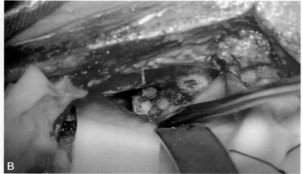

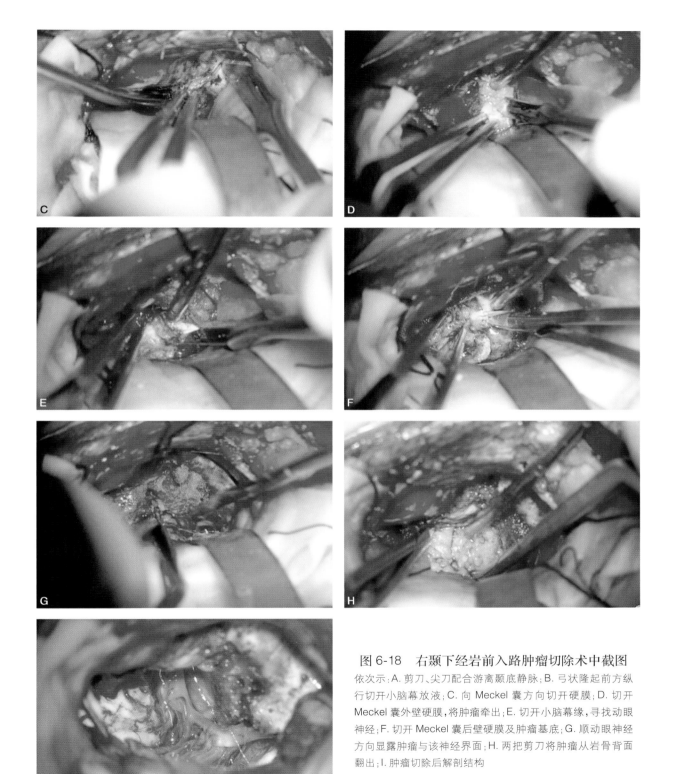

图 6-18　右颞下经岩前入路肿瘤切除术中截图

依次示：A. 剪刀、尖刀配合游离颞底静脉；B. 弓状隆起前方纵行切开小脑幕放液；C. 向 Meckel 囊方向切开硬膜；D. 切开 Meckel 囊外壁硬膜，将肿瘤牵出；E. 切开小脑幕缘，寻找动眼神经；F. 切开 Meckel 囊后壁硬膜及肿瘤基底；G. 顺动眼神经方向显露肿瘤与该神经界面；H. 两把剪刀将肿瘤从岩骨背面翻出；I. 肿瘤切除后解剖结构

对于神经、血管及脑干组织的分离,首先需要强调助手的作用。一位合格的助手,对于成功的分离操作非常重要。比如在分离肿瘤与脑干界面时,我们通常会要求助手以尖锐的神经剥离子作用在肿瘤一侧,并将肿瘤向颅底方向保持持续牵开,这种助手与术者保持一定相反作用力的操作,便于操作界面的持续显露,有利于术者辨认和保护正常结构非常重要。

在分离神经、血管及脑干组织与肿瘤的粘连时,还应该强调的是在充分减瘤的基础上,保持蛛网膜界面清晰可辨。我们发现很多情况下用显微剪刀锐性剪断血管、神经周围张力最大处的蛛网膜后,相应的组织结构会得到立即松解,这种松解分离方式高效且安全。游离出的血管、神经或分离出的脑组织用湿润的海绵棉片保护起来,避免对已经保护好的结构进行重复操作。

当游离被肿瘤完全包裹的大血管,如颈内动脉、基底动脉或大脑后动脉主干时,我们通常采用"吃糖葫芦"的做法,先显露出被肿瘤包裹节段血管的远、近两端,再以锐性分离和钝性分离相结合的方法剖开肿瘤,辨认血管走行,注意剖开时尽量选择在远离血管的一侧而非表面,以便于将血管翻转再分离血管的背侧。

6. 颅底重建技术 颞下经岩前入路的术后重建包括血管、神经和颅底的重建。我们对于神经的锐性切割伤通常会将做损伤神经的神经外膜端端吻合。大血管损伤的处理方法根据不同情况而定可行血管吻合、血管搭桥及血管内介入治疗。颞下经岩前硬膜下磨除岩尖的颅底重建较为简单,一般在确切止血后关颅前,只需要取一块游离的颞肌块,蘸干水分后平铺与岩骨的骨质磨除面,使其充分覆盖骨面,在肌肉块四周点生物蛋白胶将其固定确切即可。

7. 病例展示 女性,46岁,主诉"头晕1年余,加重4个月"收入院。神经系统查体未见明显异常。入院诊断"左岩斜区脑膜瘤"。充分术前准备后,于全麻下行左颞下经岩前入路肿瘤切除术。术后无新发神经系统并发症。病理:内皮型脑膜瘤。术前、术后头MRI及术前头CT、CTA见图6-19,手术操作见视频6-1。

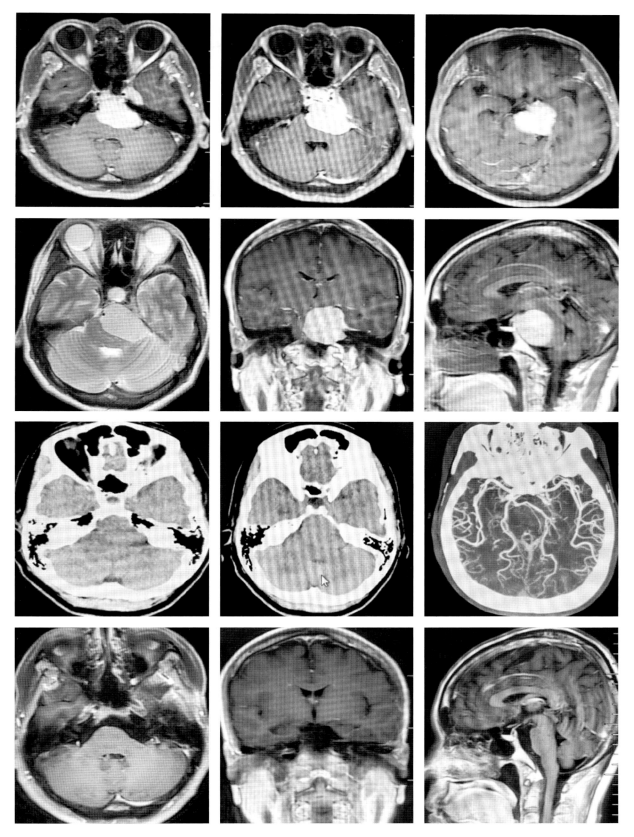

图 6-19　岩斜区脑膜瘤病人颞下经岩前入路术前(上两排)、术后(最下一排)MRI 及术前头 CT、CTA(第 3 排)影像

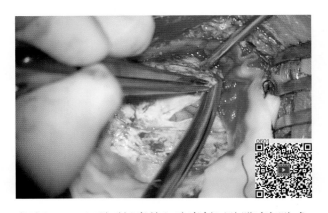

视频 6-1　左颞下经岩前入路岩斜区脑膜瘤切除术

六、经岩乙状窦前入路岩斜区脑膜瘤切除

1. 入路分类　经岩骨入路是 20 世纪 70～80 年代兴起并逐步发展的一类经典的颅底手术入路。其中,经岩骨后方入路开发早于我们在上节介绍的经岩前入路。根据我们的习惯,在本节当中,所有的"经岩骨后方入路"均称之为经岩乙状窦前入路。经岩乙状窦前入路最早在 1977 年由 Hakuba 教授等提出,根据其描述,应该属于部分经迷路的入路,术后听力丧失比率达到 42%。后经 Al-mefty 教授等人改良,将半规管进行轮廓化处理后予以保留,病人术后听力保留率较大幅度提高,因此得以在世界范围内迅速推广。此后,又出现了不同的改良版本,比如全岩骨磨除,面神经移位的经耳蜗入路,Hakuba 教授等人在 1988 年提出的岩前、岩后联合入路,以及 Al-mefty 教授在 2011 年提出的保留岩上窦的改良入路等。但总体上说,经岩乙状窦前入路按照骨质磨除范围可以划分为三类:迷路后入路、经迷路入路(含部分经迷路,即开放后半规管和上半规管)和经耳蜗入路。

我们在 20 世纪 90 年代和 21 世纪初的近二十年时间里,将经岩乙状窦前入路广泛应用于岩斜区脑膜瘤的切除,并进行了改良,取得了良好的效果。近十余年来,随着我们将颞下经岩前入路的手术适应证不断拓展,经岩乙状窦前入路应用比例逐渐降低。同时,我们根据需要对经岩乙状窦前入路的切口、骨瓣设计进行改良(图 6-20)。如前所述,对于一些基底局限在中斜坡,或基底广泛延伸至内听道外侧者,经岩乙状窦前入路仍是首选的入路。

2. 头位及体位　通常将病人取侧卧位,头转向对侧,Mayfield 三钉头架固定时,两钉位于额部,一钉位于枕部。为便于分离乙状窦和磨除岩骨的操作,我们通常将星点置于术野的最高点,头部略下垂,患侧肩部向后牵开增加暴露角度。对于肥胖病人,可以采取公园长椅位,将病人对侧臂膀置于手术床之外并妥善固定,这样术者针对后颅窝的活动空间可以得到进一步释放。需要指出的是,由于术

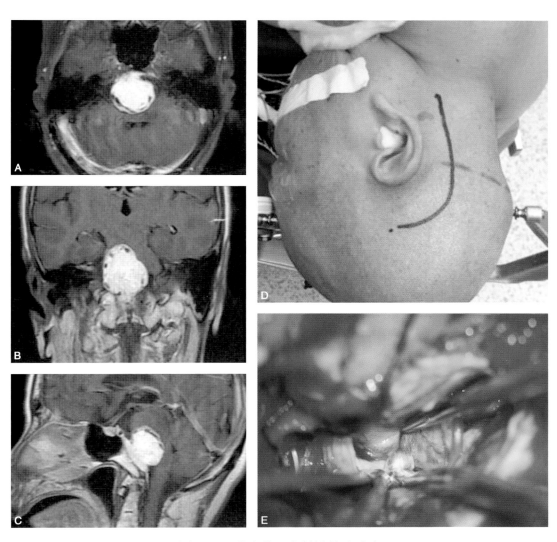

图 6-20　基底位于中斜坡的脑膜瘤

术前头 MRI（A~C），手术切口设计（D），术中在三叉、面听之间分离肿瘤与脑干界面的操作（E）

者在术中会根据情况在颞下和枕后两个角度之间变换，因此在助手镜和用物摆放时，需要避开头顶一侧和枕后，以保证手术角度变化顺畅无遮挡。体位方面，我们同样推荐采取"中凹位"，即将病人上半身仰起 15°~20°，下半身仰起 10°。同时，给予保暖、抗血栓等相关装置，常规埋藏记录电极、刺激电极等术中电生理监测装置。术前腹部取脂肪和腰穿置管引流术不作为我们在经岩乙状窦前入路开颅前的常规操作。

3. 开颅步骤　皮肤切口通常起自耳屏前颧弓根，先向上，在耳郭上 2~3 横指水平折向后，再向下紧贴后颅窝发髻线达下颌角水平。切开头皮后，沿头皮切口切开颞肌筋膜和胸锁乳突肌及筋膜一起翻向下，之后沿皮肤切口切开颞肌，骨膜下分离后翻向外侧固定。沿皮肤切口切开枕下肌肉群，骨膜下向两侧推开。

暴露的颅骨范围内辨认如下结构：颧弓根、外耳道上嵴、乳突尖、二腹肌沟、星点。我们一般使用双骨瓣开颅方法，第一个骨瓣将颞枕骨一次性成型取下，从而暴露出颞部和后颅窝硬膜、横窦以及其延续为乙状窦的拐角。因此，我们通常选择打 4 个孔。在星点的上、下方各钻 1 孔，这两个孔分别位于横窦移行为乙状窦转角的前、后方，再在切口的内侧钻 2 孔，这两个孔分别位于上项线的上下，对应着深方横窦的上下。用剥离子将深方的横窦、乙状窦自骨瓣内侧面剥离下去，此时将全厚的吸收性明胶海绵经钻孔置入骨瓣下可以起到很好的剥离作用。铣刀沿皮肤切口内缘铣开颞枕骨瓣并取下。静脉窦表面小的导静脉出血给予电凝止血。

在成型第二个骨瓣之前，我们会先将岩上窦和乙状窦分别从相应的骨沟内游离出来。在这里需要指出的是，由于乙状窦向下外延续为颈静脉球，因此游离的方法对于是否能完整地将其游离出来而避免破裂出血至关重要。我们总结其中关键的两点是"直视下操作"和"平行着窦走行的长轴方向操作"。此时，我们会抬升手术床，便于视线与操作界面平行，使用刮勺配合全厚的吸收性明胶海绵或海绵卷，刮勺的曲面朝向窦的方向，有刃的一面紧贴骨面，先从横窦移行为乙状窦的位置开始（通常此处硬膜与骨板粘连较疏松），平行乙状窦沟方向由上向下剥离乙状窦；在接近颈静脉球的水平，剥离角度变更为由内向外。

完成静脉窦的游离后，对于第二个骨瓣，即颞骨岩部皮质骨的成型方法有两种，一种是切割钻磨下骨片，这种效率偏低。我们一般用铣刀结合磨钻紧贴外耳道上嵴做最大限度地皮质骨切除。

岩骨磨除过程中，需要注意以下几点：①使用切割钻磨除时，为提高效率，浅部和深部操作分别使用不同直径的钻头，特别是随着磨除的深度增加，操作空间越小，应注意调整磨钻的使用角度。②岩上窦、乙状窦和半规管构成的 Trautman 三角是磨除的重点区域，因此磨除过程中骨质由松质骨再次过度到密质骨时，常常提示接近半规管，这时根据手术暴露空间需要决定磨除后半规管和上半规管或停止磨除。③在外侧半规管水平偏下有硬膜皱褶,实为内淋巴囊,需要紧贴骨质切断并继续向下松解,当达到硬膜反折处则提示接近内听道水平,可停止磨除。

经岩乙状窦前入路骨窗暴露范围受乳突气化程度、乙状窦是否前位、颈静脉球是否高位以及迷路磨除程度等解剖因素的限制。增加其暴露范围的关键在于结扎岩上窦和剪开小脑幕的操作(图6-21)。

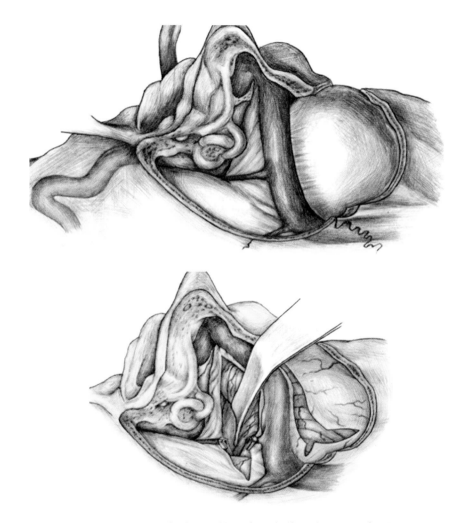

图 6-21 乙状窦前入路结扎岩上窦剪开小脑幕示意图

中颅窝的硬膜切开应自前向后基本平行中颅窝底方向,后方应超过横窦乙状窦移行部 1cm 以上,其目的是充分暴露颞叶,可以在直视下保护颞底的 Labbé 静脉。另在中颅窝底侧硬膜上朝向岩上窦剪开,后颅窝硬膜切开自下方的颈静脉球垂直向上达岩上窦水平。向颞叶底面和小脑岩面分别置入脑板后牵开固定。岩上窦离断点两端分别以丝线做双重结扎后切断。需要指出的是,离断点选择不宜过度靠外,一方面增加损伤岩静脉复合体风险,另一方面为手术后关颅硬膜缝合造成不便。剪开小脑幕时,我们通常采用的方向是先垂直岩上窦向下 1cm,随后转向前,贴近岩骨嵴剪开直至滑车神经入海绵窦后方。当小脑幕剪开后,可以重新将内侧岩上窦缝扎线向内侧牵开,Trautman 三角的操作空间得到充分释放。结扎岩上窦及剪开小脑幕的操作步骤见图6-22。

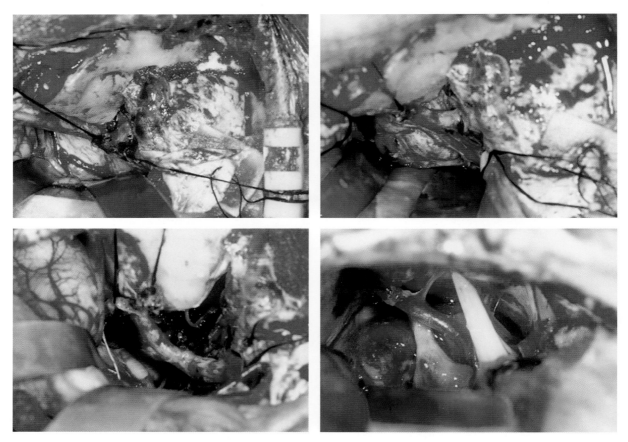

图 6-22　岩斜区脑膜瘤病人乙状窦前入路结扎岩上窦、切开小脑幕、肿瘤切除后显露展神经、动眼神经等结构

4. 肿瘤切除步骤　经岩乙状窦前入路切除岩斜区脑膜瘤的基本原则、方法与经岩前入路无异。由于开放的解剖空间更多,释放脑脊液有了更多的脑池作为选择目标。切除肿瘤时,也有了更多的神经间隙,比如三叉神经与面听神经、面听神经与后组脑神经之间的间隙都得到暴露。这里需要指出一点,暴露出的神经间隙并不一定意味着切除肿瘤时一定要应用,切除肿瘤过程中应尽可能只应用肿瘤生长形成的自身通道。以图6-20病例为例,肿瘤基底位于中斜坡,但肿瘤瘤体向上下都有扩展,在切除肿瘤过程中,在三叉神经上方、三叉神经与面听神经之间以及面听神经下方均可见到肿瘤,为了避免给面听神经造成副损伤,我们先在三叉神经与面听神经之间的间隙离断肿瘤基底,分块切除该间隙内的肿瘤,待该间隙的空间腾出后,将面听神经下方的肿瘤自该间隙逐渐捣

出,病人术后无面瘫。这种我们称之为"原路退回"的方法避免了对相关神经不同接触面的反复骚扰,有助于提高神经的解剖和功能保留。图 6-23 所示为一例巨大岩斜区脑膜瘤病人术前 MRI 及肿瘤切除术中截图,以神经血管间隙为操作标志性界面,尽量减少器械反复出入神经间隙的次数,避免对神经、血管非必要的干扰,完成肿瘤切除后可见涉及的诸神经、血管均得到解剖保留。

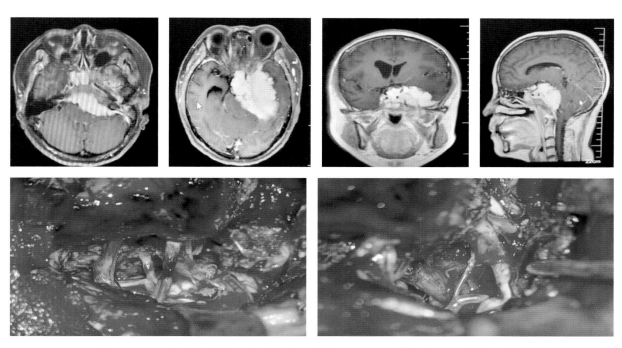

图 6-23　一例巨大岩斜区脑膜瘤病人术前头 MRI(上排)及术中截图(下排)

5. 颅底重建技术　经岩乙状窦前入路关颅需要注意两点,一是乳突气房的封闭要确切,骨蜡封闭时应将捏软的骨蜡用力均匀涂压向骨面,力争一次完成,避免反复来回涂抹,并注意将骨缘上下多余的部分去除。二是乙状窦前硬膜的修补缝合,我们通常选用可缝人工硬膜或自体颞肌筋膜,以不可吸收缝合线进行水密缝合(图 6-24)。对于特殊情况下进针困难或硬膜破损者无法实现严密缝合者,我们通常使用自体脂肪,将脂肪剪成 1cm^3 大小的脂肪块,以"浴缸塞"式填塞硬膜缺损,表面再平铺一层脂肪加固。有学者使用带蒂的肌肉瓣填塞修补,同样可以起到良好效果,即便术后因为脑脊液搏动性渗出出现伤口积液,大多可以通过腰穿置管外引流治愈。但如果仅仅使用免缝人工硬膜对缺损硬膜进行覆盖,而非填塞式加固,往往出现持续性积液甚至伤口延迟愈合或不愈合。

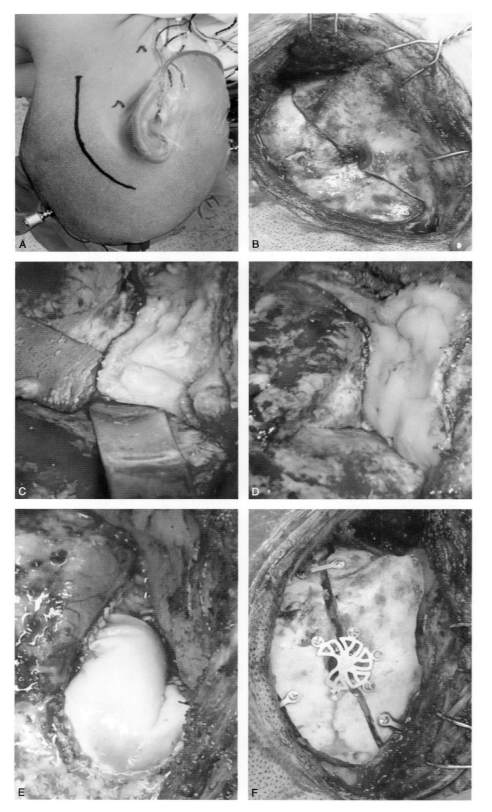

图 6-24　乙状窦前开颅暴露（A~D）及关颅（E、F）

6. 病例展示

（1）病例 1：女性，32 岁，主诉"左侧听力下降 1 年，左侧面部麻木 6 个月"收入院。入院查体：左面部浅感觉减退，左耳听力减退。入院诊断：左岩斜区脑膜瘤。入院后充分术前准备，全麻下行左经岩乙状窦前入路肿瘤切除术。术后左侧动眼神经一过性麻痹，术后 3 个月复查功能恢复正常，左面部麻木逐渐减轻。病理：内皮型脑膜瘤。病人术前、术后头 MRI 见图 6-25，手术操作见视频 6-2。

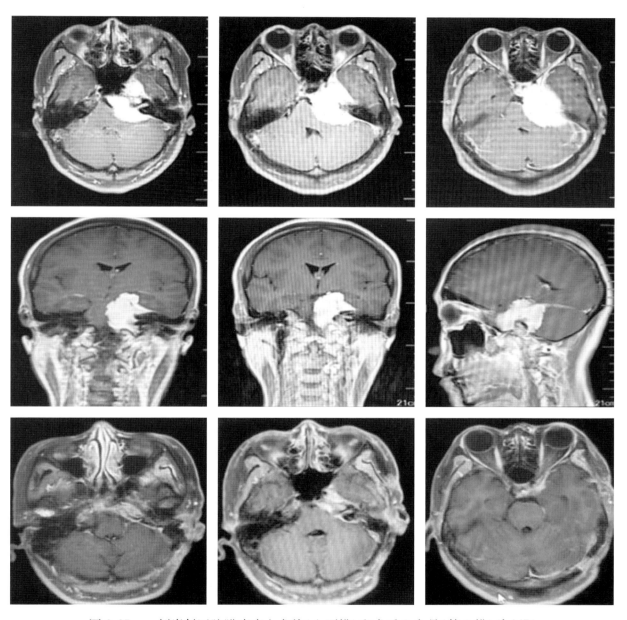

图 6-25　一例岩斜区脑膜瘤病人术前（上两排）和术后 3 个月（第 3 排）头 MRI

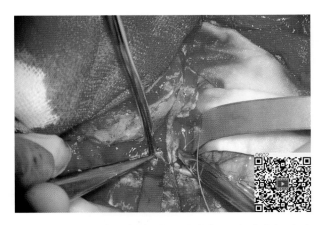

视频 6-2　左经岩乙状窦前入路岩斜区脑膜瘤切除术

（2）病例 2：女性，63 岁，主因"左侧口角麻木进行性加重 14 年，左上肢麻木 2 年"收入院。既往体健。入院查体左侧面部感觉减退，左侧咀嚼肌萎缩，左侧面纹略浅，H-B 分级 II 级，左侧咽反射稍迟钝，左上肢感觉麻木，左侧共济运动减退。入院后充分术前准备，在全麻下行左枕下乙状窦后入路肿瘤切除术。术后上述神经系统症状、体征无加重，术后 3 个月面神经功能恢复正常。病理：内皮型脑膜瘤。术前、术后头 MRI 见图 6-26，手术操作见视频 6-3。

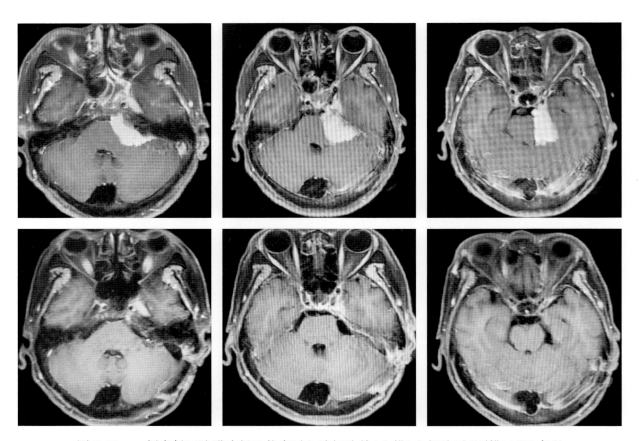

图 6-26　一例岩斜区脑膜瘤经乙状窦后入路切除前（上排）和切除后（下排）MRI 表现

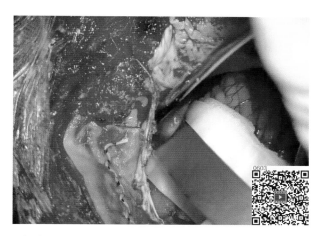

视频 6-3 左乙状窦后入路岩斜区脑膜瘤切除术

七、手术结果及预后相关因素

在这方面,国内外各大中心均公布过其相关数据,由于病例数量、手术经验和结果判读标准等有所不同,在这里我们不做横向比较,仅将我们在 1993 年—2003 年收治的中大型岩斜区脑膜瘤和 2003—2011 年收治的全部岩斜区脑膜瘤的手术结果进行回顾性分析,以求抛砖引玉。

2003—2011 年期间,我们共收治岩斜区脑膜瘤 259 例,全切除(Simpson Ⅰ/Ⅱ 级)136 例(52.5%),手术死亡 3 例(1.2%)。在 123 例未全切的病人中,有 35 例(28.4%)在随访过程中接受了放射治疗(94%是伽马刀治疗)。该队列术后平均随访 55.3 个月。症状方面,术前头痛(52.1%)、头晕(42.5%)、行走不稳(31.3%)症状在术后短期均得到明显缓解。术前有 53 例肢体无力症状(20.5%)病人,29 例在术后短期得到了缓解或恢复,但新发肢体无力病人数量达到 52 例(20.1%),随访期间仍有 29 例未得到缓解或完全恢复。

脑神经方面,术前视力减退(23.6%)或三叉神经痛(8.9%)症状的术后短期缓解最为明显。作为术前最常见脑神经症状的面部麻木(49.4%),有近一半(26.3%)术后得到缓解,但术后新发 38 例(14.7%),值得注意的是,术后未缓解和术后新发面部麻木症状者,随访期间该症状大多(73 例,28.2%)仍未得到缓解或恢复。与之对应的是,有 38.2%和 32%的病人术后新发动眼神经麻痹和面瘫,随访期间各自中有 38.5%和 42.5%的动眼神经、面神经症状得到缓解或恢复。这一结果比较,提示我们解剖保留的运动神经可在术后 3 个月逐步恢复功能,但感觉神经恢复周期要明显长于运动神经。

分析该队列中影响病人术后生活质量的因素,以 KPS 评分作为标准,包括(但不限于)病人年龄 ≥60 岁,术前 KPS 评分≤60,以及术前 MRI 提示脑干水肿。而影响病人肿瘤无进展生存的主要因素包括(但不限于)未能全切除和蛛网膜-软膜界面消失。

在此之后,我们对 1993—2003 年 10 年间,由我们经治的 199 例中大型岩斜区脑膜瘤(直径>2cm)进行了分析和随访。该组中全切除 111 例(55.8%),手术死亡率为 2%。获得完整随访的 142 例病人平均随访时长达 171.6 个月。

与上一组相对随访时间较短的队列相比,本队列由于随访时间更长,病人术后遗留永久性神经功能障碍的比率(18.9%)进一步减低。永久性面部麻木、面瘫、偏瘫和眼球活动障碍的比例分别为 3.1%、3.9%、5.5%和11.8%。另一方面,我们发现全切除组仍有 14.5%的病人会出现肿瘤复发,而近全切除和大部切除病人术后肿瘤再进展比例高达 31.8%和53.3%,这提示我们所提出的治疗策略和手术目标是合理的,即应该在肿瘤性质允许的情况下全切除肿瘤,而不造成正常组织、结构的损伤。这里的全切除指的是达到 Simpson I 级(切除受累硬膜)甚至 0 级切除。在这个策略下完成的手术,其肿瘤远期复发率才能更低,而病人的远期生活质量也不会因为手术切除得更彻底而受到显著影响。在我们看来,为了彻底切除肿瘤,再怎么努力都是值得的。

分析发现,该队列中病人术后生活质量欠佳(KPS<80)的独立危险因素包括(但不限于)术前 MRI 提示瘤周脑干水肿和肿瘤直径大于 4cm。其他因素,如病人年龄≥60 岁,肿瘤质地坚硬,包裹关键血管,以及有手术或放射治疗史,都是可能造成术后生活质量不良的重要影响因素。

(王 亮)

参考文献

[1] ABDEL AZIZ K M,SANAN A,VAN LOVEREN H R,et al. Petroclival meningiomas: predictive parameters for transpetrosal approaches [J]. Neurosurgery,2000,47:139-150.

[2] AL-MEFTY O,FOX J L,SMITH R R. Petrosal approach for petroclival meningiomas[J]. Neurosurgery,1988,22:510-517.

[3] KAWASE T,SHIOBARA R,OHIRA T,et al. Developmental patterns and symptom of petroclival meningiomas[J]. Neurol Med Chir,1996;36:1-6.

[4] LEE J H. Meningioma Diagnosis, Treatment, and Outcome[M]. Meningiomas:Springer. 2008.

[5] PIEPER D,AL-MEFTY O. Petroclival/sphenopetroclival meningiomas,in Robertson JT,Coakham HB,Robertson JH(eds):Cranial Base Surgery[M]. London:Churchill Livingstone,2000.

[6] 王忠诚. 王忠诚神经外科学[M]. 2 版. 武汉:湖北科学技术出版社,2015.

[7] YASAGIL M G. Microneurosurery[M]. Thieme Medical Pub. 1987.

[8] ICHIMURA S,KAWASE T,ONOZUKA S,et al. Four subtypes of petroclival meningiomas: differences in symptoms and operative findings using the anterior transpetrosal approach[J]. Acta Neurochir

（Wien），2008，150（7）：637-645.

[9] VAN HAVENBERG T，CARVALHO G，TATAGIBA M，et al. Natural history of petroclival meningiomas[J]. Neurosurgery，2003，52：55-64.

[10] JUNG H W，YOO H，PAEK S H，et al. Long term outcome and growth rate of subtotally resected petroclival meningiomas. Experience with 38 cases[J]. Neurosurgery，2000，46：567-575.

[11] MATSUSHIMA T. Microsurgical anatomy and surgery of the posterior cranial fossa[M]. Springer. 2015.

[12] SEN C，HAGUE K. Meningiomas involving the cavernous sinus：histological factors affecting the degree of resection[J]. Journal of Neurosurgery，1997，87（4），535-543.

[13] TANRIOVER N，ABE H，RHOTON A L JR，et al. Microsurgical anatomy of the superior petrosal venous complex：new classifications and implications for subtemporal transtentorial and retrosigmoid suprameatal approaches[J]. J Neurosurg，2007，106：1041-1050.

[14] LIANG W，QING Z，JIANCONG W，et al. A clinical study of ocular motor nerve functions after petroclival meningioma resection[J]. Acta Neurochirurgica. 2020，162（6），1249-1257.

[15] AL-MEFTY O. Al-mefty's meningioma 2nd edition[M]. Thieme. 2011.

[16] GROSS B A，TAVANAIEPOUR D，DU R，et al. Evolution of the posterior petrosal approach[J]. Neurosurg Focus，2012，33（2）：E7.

[17] JIA GUIJUN. Two-bone Flap Craniotomy for the Transpetrosal-Presigmoid Approach to Avoid a Bony Defect in the Periauricular Area After Surgery on Petroclival Lesions：Technical Note[J]. Neurosurg Rev. 2010，33（1）：121-126.

[18] LI D，TANG J，REN C，et al. Surgical management of medium and large petroclival meningiomas：a single institution's experience of 199 cases with long-term follow-up[J]. Acta Neurochir（Wien），2016，158（3）：409-425；discussion 425.

[19] LI D，HAO S Y，WANG L，et al. Surgical management and outcomes of petroclival meningiomas：a single-center case series of 259 patients[J]. Acta Neurochir（Wien），2013，155（8）：1367-1383.

第七章　颈静脉孔区脑膜瘤

一、简介

在颈静脉孔区,副神经节瘤和神经鞘瘤是最常见的肿瘤。而颈静脉孔区脑膜瘤(jugular foramen meningiomas,JFM)是原发于颈静脉窝内之颈静脉球蛛网膜细胞的一类罕见肿瘤,发病率约占后颅窝脑膜瘤的0.7%~4%,颅内原发脑膜瘤的1%。其中女性较男性发病率略高,无明显人种、地域规律。

肿瘤可累及多支脑神经,包绕颈内动脉,压迫甚至闭塞颈内静脉,向颞骨侵袭、向颅内外扩展,手术难度高,术后神经功能障碍多见。根据肿瘤的生长形式,共分为四个亚型:Ⅰ型,孔内型,位于颈静脉孔内;Ⅱ型,颅内型,主要向CPA扩展;Ⅲ型,颅外型,主要向颈部扩展;Ⅳ型,颅内外沟通性,哑铃型肿瘤,向CPA及颈部扩展。

颈静脉孔区的肿瘤手术较为复杂,一直是颅底外科争论的重点。从耳鼻喉头颈外科对于副神经节瘤探索开始,各路名家均在此方圆内奋勇耕耘。最初,面对肿瘤汹涌出血时束手无策,肿瘤稍大即无法全切。后来出现了面神经移位岩骨次全切的Fisch入路,对于面听神经功能保留得到了很大改进;再后来,Kempe、Hakuba经髁旁入路打开了颈静脉孔区的后外下视角;在此基础上,Fukushima-ELITE、Sanna颞下窝入路A型经髁经颈静脉扩展的发展与成熟更好地提供了视野暴露。如何更好视野暴露,怎样更好功能保护,始终是各个亚专业思考与碰撞的焦点。

由于JFM包绕多支神经、血管,毗邻脑干、破坏岩骨,向颅内外生长,手术难度极大,部分病例无法全切。因此除了手术治疗之外,放射治疗也是此区域脑膜瘤的补充治疗手段,在此不过多赘述。

二、局部解剖

1. 生理解剖 颈静脉孔位于斜坡中线两旁、内听道的下方,枕骨大孔的外上方,由枕骨基底部下方之枕髁与颞骨岩部围成。其位置深在,手术难以到达,且在同一颅骨两侧和不同颅骨之间存在不同,形状不规则、行程曲折、多支神经和静脉管腔走行其中。颈静脉孔(jugular foramen,JF)虽然称为孔,但由颅内口、孔内空间和颅外口共同组成的三维空间。颅内口指向后内,根据Rhoton的文献分为岩部、乙状部和神经部/颈静脉孔中间部。岩部收纳来自岩斜裂的岩下窦、舌下神经管、椎旁静脉丛的静脉回流,最终汇入乙状部;乙状部接受来自乙状窦的静脉回流;后组脑神经经颈静脉结节后缘至颞骨岩部的颈内突的内侧穿硬膜,到达颈内静脉的内侧壁。颅外口指向前方,毗邻颈内动脉,连通咽旁间隙,位于茎突、面神经的内侧,枕髁颈静脉突(颈静脉突构成孔的后壁,连接内外口)的前方;孔内的上壁毗邻迷路、内听道,内侧壁为颈静脉结节、后壁为颈静脉突,外侧壁为颞骨。

颈静脉孔位于颅颈交界后外侧深方,外覆四层肌肉,为了更好地显露该区结构,我们需要对这些肌肉及其起止有所了解。第一层肌肉:胸锁乳突肌和斜方肌。第二层肌肉:头夹肌。第三层肌肉:头半棘肌、头最长肌。第四层肌肉:头后大直肌、上斜肌、下斜肌(表7-1)。

表 7-1　颈静脉孔区开颅显露的肌肉层次

	肌肉	起点	止点	作用
第一层	斜方肌降部	上项线内 1/3、枕外隆突、项韧带	锁骨外 1/3、肩峰外面	上提肩胛;与该肌其他纤维共同作用,使肩胛骨向脊柱靠拢;肩部固定伸头和颈部侧屈
	胸锁乳突肌	胸骨柄、锁骨内侧端	乳突	单侧作用:使头向同侧侧屈 双侧作用:使头向后仰
第二层	头夹肌	项韧带	颞骨乳突、枕骨上项线外 1/3	单侧作用:使头向肌作用方向侧屈并旋转 双侧作用:伸头和颈
第三层	头最长肌	$T_1 \sim T_5$ 椎体横突	乳突后部	伸脊柱,使面部向同侧转
	头半棘肌	颈椎横突	上项线	单侧作用:头旋向对侧 双侧作用:伸头和颈
第四层	头后大直肌	C_2 棘突	下项线	稳定和辅助运动
	上斜肌	C_1 横突	下项线	稳定和辅助运动
	下斜肌	C_2 棘突	C_1 横突	稳定和辅助运动

　　其中头后大直肌、上斜肌、下斜肌围成枕下三角,椎动脉多于此三角底面经行,开放此三角往往可暴露椎动脉、椎旁静脉丛和 C_1 神经根。此外头外侧直肌在颈静脉孔后缘附着于颈静脉突与 C_1 横突,是估计颈静脉孔和面神经位置的标志(图 7-1) 。

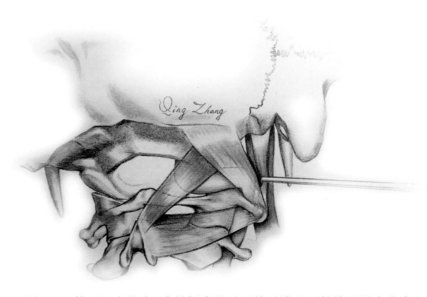

图 7-1　枕下三角肌肉、头外侧直肌对于椎动脉和颈静脉孔的定位意义

　　颈静脉孔颅内处被硬膜分为神经部和静脉部,静脉部分为前方较小的岩部和后方较大的乙状部,神经部位于二者之间,并被连接颈内嵴的硬膜分为上方的舌咽通道(内有舌咽神经通行) 和下方的迷走通道(内有迷走神经和副神经通行),而迷走神经和舌咽神经在硬膜下唯一能完全分开的位置就在此硬膜间隔。中间部相当于颞骨和枕骨颈内突、颈静脉分隔、后组脑神经所在的位置。舌咽神经、迷走神经和副神经起自延髓橄榄后沟内,发出后经硬膜下,沿颈静脉结节后缘穿硬膜进颈静脉孔。

2. 病理解剖　肿瘤起自颈静脉球部、颈静脉结节处蛛网膜细胞,可包绕后组脑神经,挤压、闭塞颈静脉球部,向上可向迷路、内听道扩张,向外侧可侵及乳突、累及面神经,向前方可长入咽旁间隙,推挤/包绕颈内动脉,颅内部可向斜坡、CPA、枕大孔区,推挤脑干、包绕椎-基底动脉及其分支(图7-2)。

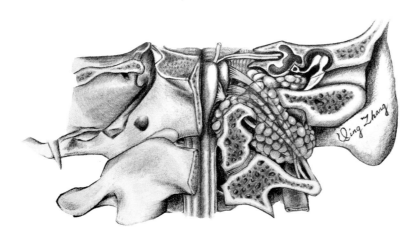

图7-2　颈静脉孔区脑膜瘤的病理解剖关系

三、临床表现

JFM 主要临床表现为受累脑神经的功能障碍,其中以听力的障碍最为常见,多数病人在因听力减退、耳鸣就诊,可合并后组脑神经功能障碍,包括声嘶、吞咽困难、舌肌萎缩、耸肩无力。其中可能的原因是运动性的神经较感觉性神经更能耐受肿瘤的挤压。部分病人可出现面瘫、头晕、共济失调,甚至脑积水、偏瘫等。

四、影像学表现

影像学表现方面,头部/岩骨 CT 可见等/稍高密度病变,骨窗相可见颈静脉孔扩大、岩骨被肿瘤侵袭破坏;MRI 可见孔内或颅内外沟通肿瘤,呈等/长 T_1 等/长 T_2 信号,显著强化,MRV 可显示颈内静脉、乙状窦、颈静脉球情况,部分肿瘤可能导致颈静脉球完全闭塞(图7-3)。

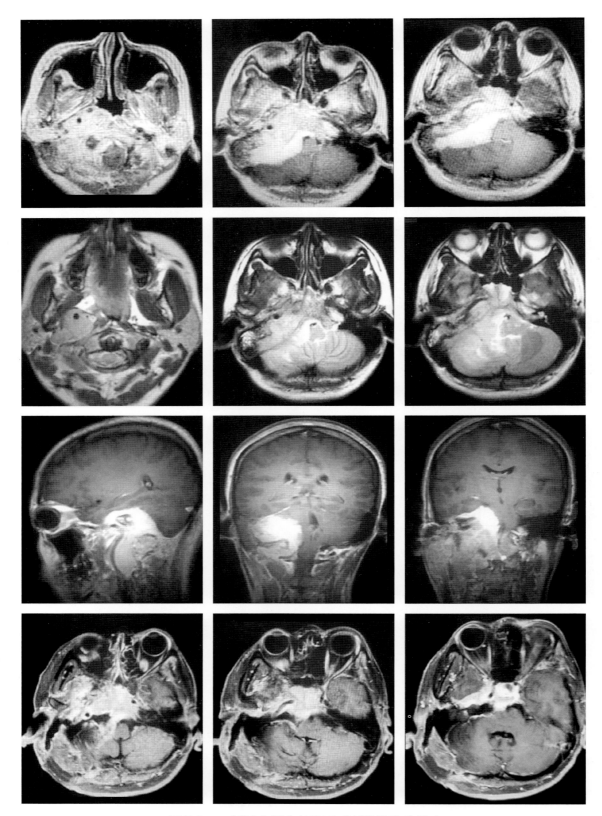

图 7-3 一例巨大颅内外沟通型颈静脉孔脑膜瘤

术前头 MRI (上三排) 可见肿瘤累及颈动脉鞘、颞骨岩部及颅内, 术后 MRI (下一排) 示肿瘤近全切除, 术区以背阔肌转移皮瓣移植修补

五、外科技术

1. 手术入路的选择　手术入路需根据肿瘤的生长方式及进展程度进行选择。术前读片对于肿瘤的"真基底"判断对于手术入路的选择非常重要。

对于颅内型（Ⅱ型）肿瘤，当基底位于颈静脉孔周围硬膜时（图 7-4），我们通常选择枕下乙状窦后入路。当肿瘤基底位于颈静脉结节时（图 7-5），我们通常选择常规远外侧入路。

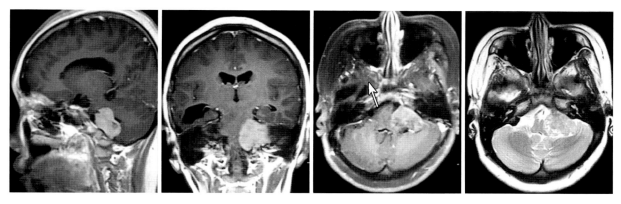

图 7-4　基底位于颈静脉孔周边硬膜的脑膜瘤，采用枕下乙状窦后入路

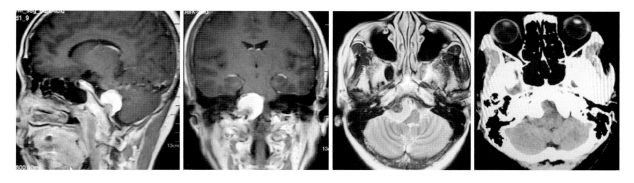

图 7-5　基底位于颈静脉结节的脑膜瘤，采用常规远外侧入路

单纯孔内型（Ⅰ型）和颅外型（Ⅲ型），我们临床上很少遇到，真正具有挑战性的是颅内外沟通型（Ⅳ型）。对于此类肿瘤我们通常选择耳后"C"形切口即远外侧髁旁入路。并在此基础上根据需要进行变型。如果肿瘤向颈静脉球前方扩展较多，需充分游离乙状窦，磨除迷路下骨质，获得乙状窦前空间；如果肿瘤颈静脉球后方扩展较多，则需充分暴露 C_1 横突与颈静脉突之间的间隙，磨除枕髁后外 1/3 和颈静脉突，必要时移除 C_1 横突后弓，椎动脉移位；如果肿瘤哑铃型生长，静脉系统闭塞，则需结合上述两种并联合高位颈部解剖，结扎静脉系统。

同基础远外侧及其经髁、髁上扩展比，髁旁扩展的靶区是围绕颈静脉孔 270° 的手术操作空间。基础远外侧入路可通过对枕后肌肉的解剖、分离，暴露枕骨鳞部、C_1 横突、枕下三角，辨认、保护椎动脉,完成枕下开颅+寰椎部分切除术,获得经过:①枕髁、寰枕关节;②枕髁上方;③枕髁外侧的空间。

（1）经髁扩展:通过磨除枕髁后内侧 1/3、舌下神经管外及下方骨松质,不进入舌下神经管,可以达到下斜坡和延髓腹侧区。

（2）髁上扩展:在暴露舌下神经管的基础上,进一步磨除舌下神经管周围骨皮质、舌下神经管上方之骨质,暴露颈静脉结节,增加至舌下神经管、颈静脉结节的通道,甚至可磨除部分颈静脉结节,增加后组脑神经的移动度,增加至基底池和后组前方斜坡的通道。

2. 头位及体位的摆放要点 手术体位取侧卧位（park-bench position）,最大限度打开枕下三角、C1 与颈静脉突之间的间隙。有三个重点动作:①收下颌;②头部向病变对侧旋转;③头顶部略向下垂,但同时要保证下颌角与 C1 横突之间的间隙,避免过度下垂、收下颌,影响静脉回流。

3. 开颅步骤、要点及注意事项

（1）切口设计:以颈静脉孔区为中心,耳后"C"形切口。根据肿瘤生长方式和进针程度调整切口大小。如果肿瘤仅位于孔内、硬膜下,可取小"C"切口,上缘起自星点上方、下缘至乳突尖下方平 C₁ 横突水平;如果肿瘤颅内外扩展,需行较大"C"形切口——起自耳郭上方、弧形至胸锁乳突肌前缘近下颌角水平,切口后缘至星点后 2cm（图 7-6）。

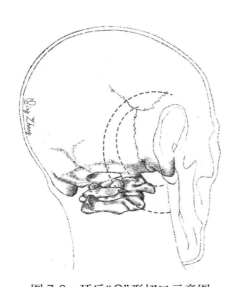

图 7-6 耳后"C"形切口示意图

（2）肌肉解剖阶段:切开皮肤、暴露枕下三角、C₁ 横突、头外侧直肌,逐层切开皮肤、皮下脂肪、显露斜方肌、胸锁乳突肌,离断后继续切开头夹肌,显露头最长肌、头半棘肌,此时注意枕动脉的辨认和处理,然后沿切口垂直离断头最长肌、头半棘肌后暴露枕鳞、乳突、下项线。辨认上斜肌,向 C₁ 横突方向,分离上斜肌与浅层肌皮瓣之间的软组织间隙,暴露 C₁ 横突,并将肌皮瓣向外侧牵开。此时可见上斜肌内侧之枕下三角,连接于 C₁ 横突和颈静脉突之间之头外侧直肌。注意在靠近下项线及枕下三角时,避免使用单极游离,部分变异迂曲走行之椎动脉可能贴近枕骨,存在损伤可能。与枕骨止点处将上斜肌、头外侧直肌自下项线及枕髁颈静脉突离断,并向下牵开,切断二腹肌后腹,需特别注意的是头外侧直肌是辨认颈静脉孔后缘和面神经位置的解剖标记,注意在进行头外侧直肌及二腹肌后腹切断时,不要用电刀或过度向头外侧直肌及二腹肌前方游离,避免损伤面神经。

（3）硬膜外阶段:硬膜外阶段自枕下开颅术始。骨质处理的范围包括枕骨鳞部、乳突,如果需要移位椎动脉还需要切除寰椎后弓,开放 C₁ 横突孔。根据肿瘤侵犯范围,决定骨瓣大小。行双骨瓣开颅,可以避免乙状窦后方较大骨质缺损。通常在乙状窦后方钻孔 1 枚,铣刀骨瓣成型,根据肿瘤大小决定骨瓣直径范围。暴露乙状窦外侧缘,然后自乙状窦远心端将其自颅骨内板剥离,过程中可以用吸收性明胶海绵保护,注意在游离过程中避免因导静脉处理不当致乙状窦撕裂,将乙状窦游离至乙状部,可在吸收性明胶海绵覆盖保护下,以铣刀铣下乳突,暴露乙状窦。然后咬除或高速磨钻磨除枕骨颈静脉突,开放颈静脉孔后壁。枕骨颈静脉突连接枕髁和枕骨鳞部,构成颈静脉孔后壁,是头外侧直肌的附着点。血管鞘走行在 C_1 横突的前方,必要时可磨除 C_1 横突,开放颈静脉孔至咽旁间隙的通道,增加切除肿瘤、控制颈内动脉及颈静脉的空间。

（4）肿瘤切除的步骤、要点及技术细节:肿瘤的切除遵循先颅外、后颅内,控制界面、分块切除的原则。在切除的过程中,要不断辨认神经、血管,镂空化肿瘤,通过神经勾和显微剪刀交替配合,创造低张力界面,力争解剖保留神经、血管,降低术后并发症风险。同时,对于较大体积肿瘤,充分的瘤内减压是必不可少的步骤,在进行蛛网膜界面的分离时,尽量做到轻柔、有效牵拉,避免反复牵扯,造成传导性损伤。在进行神经、血管周围肿瘤切除时,剥洋葱式减压、镂空,以缩小肿瘤创造低张力,分离肿瘤与神经、血管界面。

（5）正常结构的保护

1）椎动脉的保护:常规耳后 C 形切口暴露以枕髁旁为中心,暴露为乳突至 C_1 之间软组织,分离时应避免电刀或大功率电凝使用,仔细辨别肌肉组织和椎旁静脉丛。当出现椎旁静脉丛出血时应极为警惕距离椎动脉较近,即可停止再深入分离。以吸收性明胶海绵压迫静脉止血。椎动脉出横突孔向中线方向走行位于枕髁下方 C_1 椎动脉切迹内,为避免椎动脉损伤,应避免对枕髁下方软组织过度暴露。

2）后组脑神经的保护:颈静脉孔脑膜瘤基底多位于颈静脉结节突入颈静脉孔内,或者直接起源于颈静脉孔内颅内外沟通生长。对于前者,我们应仔细辨别肿瘤基底,邻近后组脑神经附近时应仔细辨别颈静脉孔的位置,应以显微剪刀锐性分离,仔细辨别神经纤维束,尽可能将神经纤维束从肿瘤中分离。避免钝性剥离。

（6）颅底重建技术:对于耳后"C"形手术入路,进行确切的颅底重建格外重要。针对颈静脉孔区硬膜缺损,我们常用的颅底重建有三种,第一种是自体脂肪张力性填塞;第二种是自体筋膜或人工硬膜修补缝合;第三种是背阔肌等带血管蒂肌皮瓣移植。其中,第一种方式最为常用,第二种方法同样确切可靠,第三种方法用于因脑脊液漏导致的伤口愈合不良或感染性伤口的补救性治疗。

自体脂肪张力性填塞,步骤见图 7-7。硬膜修补缝合方法术中截图见图 7-8。

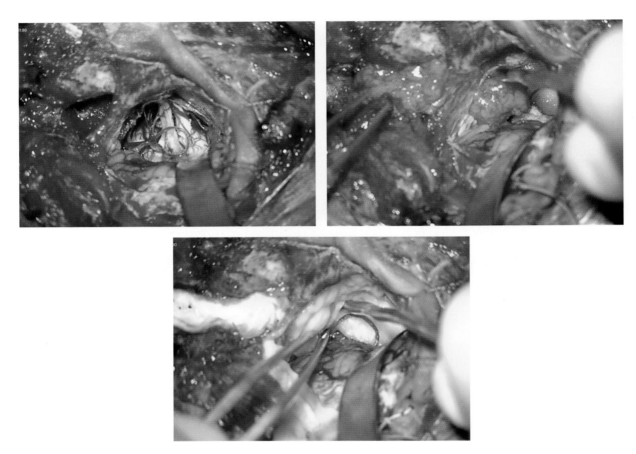

图 7-7　自体脂肪张力性填塞术中

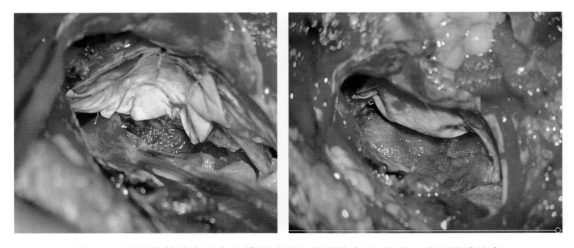

图 7-8　硬膜修补缝合的术中截图,间断/连续缝合后,孔外死腔以脂肪填充

六、术后并发症及处理

1. 常见外科并发症 ①脑脊液漏;②皮下积液。

2. 处理原则 自体腹部脂肪张力性填塞,消灭死腔。

3. 常见神经功能并发症及预后

（1）气道管理:术后需密切观察后组脑神经功能状态,所有病人的气管插管需在术后当夜保留。为了更好地观察病人的功能状态,且提高带管期间的耐受性,推荐经鼻插管,最多可保留 7~14 天。对于咳嗽反射较弱、自主呼吸不良的病人,气管切开也是无法避免的。

（2）面神经、后组脑神经损伤:约 1/3~2/3 病人会在术后立刻出现新发或恶化的神经功能障碍。脑神经的损伤可发生在肿瘤的暴露和切除过程中,颈静脉孔周围肌肉的过度剥离也存在损伤面神经、后组脑神经的风险。在切除肿瘤累及的颞骨时,可能会损伤面神经。术中电生理监测对神经的解剖和功能保存具有重要作用。当肿瘤是纤维状的,坚固的,很难从面神经和后组脑神经上剥离时,我们会留下肿瘤的微小部分而不是根治性的侵袭性切除。如果肿瘤侵入颈部肌肉而没有神经受累,我们会切除受累的肌肉。脑膜瘤比神经鞘瘤更难从神经上剥离。锐利的解剖更能有效避免 LCNs 的损伤。

七、病例展示

女性,50 岁,主诉"右耳听力下降 1 年,头晕 2 个月,耳鸣 40 天"收入院。既往体健。入院查体:右耳听力减退,声音嘶哑,右侧咽反射减退。入院诊断:颅内外沟通脑膜瘤(颈静脉孔区)。入院后充分术前准备,在全麻下行右耳后"C"形开颅肿瘤切除术+自体脂肪取出颅底修补术。术后无脑脊液漏及皮下积液,耳鸣及右耳听力减退较术前好转。病理:移行性脑膜瘤。术前、术后头 MRI 见图 7-9,相关手术操作见视频 7-1。

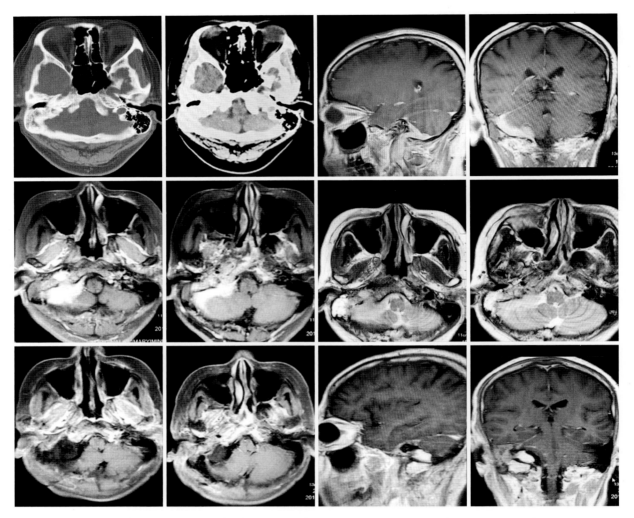

图 7-9　颅内外沟通的颈静脉孔脑膜瘤术前（上两排）及术后（下排）MRI 及 CT 表现

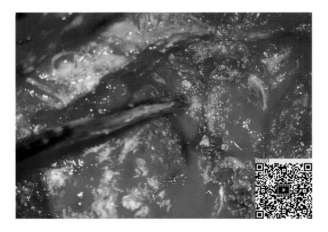

视频 7-1　右耳后"C"形入路颈静脉孔区脑膜瘤切除术

（李　欢）

参考文献

［1］ HAMILTON B E，SALZMAN K L，PATEL N，et al. Imaging and clinical characteristics of temporal bone meningioma［J］. AJNR Am J Neuroradiol，2006，27：2204-2209.

［2］ SAMII M，GERGANOV V. Meningiomas of jugular foramen. Surgery of Cerebellopontine Lesions［M］. Springer-Verlag，Berlin，2013：686-701.

［3］ THOMAS A J，WIGGINS R H，GURGEL RK. Nonparaganglioma jugular foramen tumors［J］. Otolaryngol Clin N Am，2015，48：343-359.

［4］ ARNAUTOVIC K I，AL-MEFTY O. Primary meningiomas of the jugular fossa［J］. J Neurosurg，2002，97：12-20.

［5］ BAKAR B. Jugular foramen meningiomas：review of the major surgical series［J］. Neurol Med Chir（Tokyo），2010，50：89-96，disucussion 96-87.

［6］ ROBERTI F，SEKHAR L N，KALAVAKONDA C，et al. Posterior fossa meningiomas：surgical experience in 161 cases［J］. Surg Neurol，2001；56：8-20，discussion 20-21.

［7］ SANNA M，BACCIU A，FALCIONI M，et al. Surgical management of jugular foramen meningiomas：a series of 13 cases and review of the literature［J］. Laryngoscope，2007，117：1710-1719.

［8］ TANG J，ZHANG L W，ZHANG J T，et al. Microsurgical management of primary jugular foramen meningiomas：a series of 22 cases and review of the literature［J］. Neurosurg Rev，2016，39（4）：671-683.

［9］ CAPPS F C. Glomus jugulare tumours of the middle ear［J］. J Laryngol Otol，1952；66（7）：302-314.

［10］ FISCH，U. Infratemporal fossa approach forextensive tumors of the temporal bone and base of the skull.，in Neurological Surgery of the Ear，H. Silverstein and H.［M］Norrell，Editors. 1977；Aesculapius：Birmingham，AL. p. 34-53.

［11］ SANNA M，DE DONATO G，PIAZZA P，et al. Revision glomus tumor surgery［J］. Otolaryngol Clin North Am，2006，39（4）：763-782.

［12］ FARRIOR J B. Anterior hypotympanic approach for glomus tumor of the infratemporal fossa［J］. Laryngoscope, 1984, 94（8）: 1016-1021.

［13］ JACKSON C G, CUEVA R A, THEDINGER B A, et al. Conservation surgery for glomus jugulare tumors: the value of early diagnosis ［M］. Laryngoscope, 1990, 100（10 Pt 1）: 1031-1036.

［14］ JACKSON C G. Basic surgical principles of neurotologic skull base surgery［J］. Laryngoscope, 1993; 103（11 Pt 2 Suppl 60）: 29-44.

［15］ MAZZONI A, SANNA M. A posterolateral approach to the skull base: the petro-occipital transsigmoid approach［J］. Skull Base Surg, 1995, 5（3）: 157-167.

［16］ PENSAK M L, JACKLER R K. Removal of jugular foramen tumors: the fallopian bridge technique［J］. Otolaryngol Head Neck Surg, 1997, 117（6）: 586-591.

［17］ KEMPE L G, VANDERARK G D, SMITH D R. The neurosurgical treatment of glomus jugulare tumors［J］. J Neurosurg, 1971, 35（1）: 59-64.

［18］ KEMPEL G. Glomus Jugulare Tumor（Chemodectoma）, in Kempe's Operative Neurosurgery, Vol 2-Posterior Fossa, Spinal and Peripheral Nerve［M］. Berlin: Springer-Verlag, 1970: 72-79.

［19］ HAKUBA A, HASHI K, FUJITANI K, et al. Jugular foramen neurinomas［J］. Surg Neurol, 1979, 11（2）: 83-94.

［20］ KAWAHARA N, SASAKI T, NIBU K, et al. Dumbbell type jugular foramen meningioma extending both into the posterior cranial fossa and into the parapharyngeal space: report of 2 cases with vascular reconstruction［J］. Acta Neurochir（Wien）, 1998, 140（4）: 323-331.

［21］ NAKAMIZO A, AKAGI Y, WATANABE T, et al. Posterior transjugular and transcervical approach for glomus tumours within the head and neck［J］. Br J Neurosurg, 2013, 27（2）: 212-217.

［22］ BRUNEAU M, GEORGE B. The juxtacondylar approach to the jugular foramen［J］. Neurosurgery, 2008, 62（3 Suppl 1）: 75-81.

［23］ WEN H T, RHOTON A L JR, KATSUTA T, et al. Microsurgical anatomy of the transcondylar, supracondylar, and paracondylar extensions of the far-lateral approach[J]. J Neurosurg, 1997, 87 (4): 555-585.

[24] RHOTON A L JR. The far-lateral approach and its transcondylar, supracondylar, and paracondylar extensions [J]. Neurosurgery, 2000, 47 (3 Suppl): S195-S209.

[25] LIU J K, SAMESHIMA T, GOTTFRIED O N, et al. The combined transmastoid retro-and infralabyrinthine transjugular transcondylar transtubercular high cervical approach for resection of glomus jugulare tumors[J]. Neurosurgery, 2006; 59 (1 Suppl 1): ONS115-ONS125.

[26] NONAKA Y, GROSSI P M, BULSARA K R, et al. Microsurgical management of hypoglossal schwannomas over 3 decades: a modified grading scale to guide surgical approach[J]. Neurosurgery. 2011, 69 (2 Suppl Operative): ons121-ons140.

[27] LIU J K, GUPTA G, FUKUSHIMA T, et al., Surgical Management of Tumors of the Jugular Foramen, in Schmidek & Sweet operative neurosurgical techniques: indications, methods, and results, A. Quinones-Hinojosa, Editor. 2012; Elsevier: Philadelphia, 529-545.

[28] SANNA M, SHIN S H, PIAZZA P, et al. Infratemporal fossa approach type a with transcondylar-transtubercular extension for Fisch type C2 to C4 tympanojugular paragangliomas [J]. Head Neck, 2014, 36 (11): 1581-1588.

[29] HOLZAPFEL L, CHEVRET S, MADINIER G, et al. Influence of long-term oro-or nasotracheal intubation on nosocomial maxillary sinusitis and pneumonia: results of a prospective, randomized, clinical trial[J]. Crit Care Med, 1993, 21: 1132-1138.

第八章　枕大孔区脑膜瘤

一、简介

枕大孔区脑膜瘤(foramen magnum meningiomas,FMMs)约占颅内脑膜瘤的 1.5%~3.2%。肿瘤往往与椎动脉,脑干以及后组脑神经关系密切,手术难度大。随着对颅底解剖的认识提高,以及微创神经外科技术和器械的发展,枕大孔脑膜瘤病人预后得到了明显改善。但是,如何针对不同病例特点,个性化选择手术入路仍是颅底外科医师尚待解决的问题。

枕大孔区指围绕枕骨大孔从下 1/3 斜坡至颈 2 椎体上缘的区域,枕大孔脑膜瘤是枕大孔区最常见肿瘤。随着神经影像技术和颅底解剖技术的发展,枕大孔脑膜瘤的诊断水平和治疗效果不断提高,但是枕大孔脑膜瘤手术仍存在一定争议。

根据不同的分型标准,可以将枕大孔区脑膜瘤分成相应的类型:

1. 根据肿瘤基底附着部位以及脑干移位方向将肿瘤分为腹侧型、腹外侧型以及背外侧型。

2. 根据与椎动脉的关系分为椎动脉上型,椎动脉下型和椎动脉包绕型。椎动脉下型由于对延髓及颈髓的压迫,出现锥体束的症状早,椎动脉包绕型手术难度最大。

3. 根据硬膜内外的关系,可以分为硬膜内型和硬膜外型,硬膜外型较少见。

二、局部解剖

脑膜瘤局限于枕大孔的区域,前方:斜坡的下 1/3 和枢椎(C2)的上缘;侧方是颈静脉结节和 C2 侧块的上方;后方是枕骨鳞部前缘和 C2 棘突。

椎动脉(vertebral artery,VA):远外侧手术时常有损伤 VA 的危险,明确 VA 的走行及其与周围结构的相互关系,可避免损伤 VA。寰椎横突、肩胛提肌、椎静脉丛、C_2 神经均为确认行走于寰、枢椎横突孔间 VA 的标志,VA 走行于肩胛提肌起点的内侧,在寰、枢椎横突孔间上升时,向后呈环状弯曲状走向上外侧。V3 段位于头外侧肌内侧出寰椎横突孔后走向内侧,这一段称为"枕下段",椎静脉丛、VA、

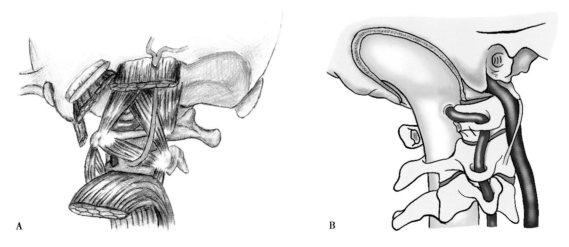

图 8-1　椎动脉走行及其与肌肉解剖关系示意图

A

B

C_1 神经呈"三明治"样排列,椎静脉丛包绕着 VA。V3 段分为三个部分,在 $C_{1,2}$ 之间的横突孔走行为垂直段,在 C_1 的椎动脉沟走行为水平段,最后一段为进入颅内段,C_1 神经根从椎管出颅,与椎动脉的纤维带伴行(图 8-1)。枕下三角肌肉群与椎动脉的位置关系见图 8-2。

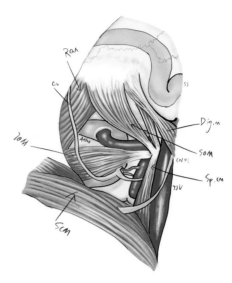

正常 VA 紧靠寰椎上关节面的后方,向上到达寰枕关节水平,在处理椎静脉丛时,易损伤 VA 及起自硬膜外的某些 VA 分支。远外侧入路手术时,无论如何都无法避开 VA 及其伴随的静脉丛,只是需根据病变的部位对 VA 采取适当的措施,在横突孔和枕髁附近的软组织处游离椎动脉,安全的分离是严格在骨膜下分离。术中照片见图 8-3。

图 8-2 枕下三角肌肉与椎动脉解剖位置关系示意图

后组脑神经:舌咽神经,迷走神经和副神经起源于脑干的橄榄后沟,进入颈静脉孔出颅,走行在脉络丛的腹侧和椎动脉的背侧。副神经的根丝起源于脊髓和延髓,脊神经根汇入后共同构成神经干,向上在齿状韧带的后方走行。舌下神经起源于橄榄前沟的神经根,也在椎动脉的后方走行汇入舌下神经孔。

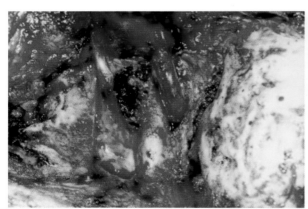
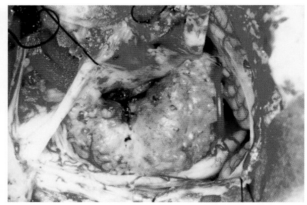
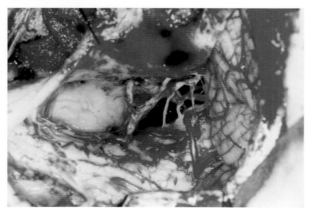

图 8-3 椎动脉下型脑膜瘤的术中肿瘤切除前、后照片

齿状韧带:是附着于脊髓侧面和硬膜内面之间的薄层纵隔膜,有固定脊髓的作用,起源于软脑膜向侧方与硬膜相连接。脊神经根和椎动脉在齿状韧带内穿行。肿瘤与脑干及椎动脉的位置关系见图8-4。

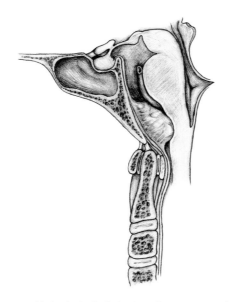

图 8-4　枕大孔脑膜瘤与脑干位置关系示意图

三、临床表现

由于枕大孔空间狭小,从出现症状到就诊的时间较短,北京天坛医院颅底脑干病房对 114 例病人分析发现,出现症状到就诊的时间平均病程 11.7 个月。92 例病人表现为枕颈部不适及疼痛(80.7%),头痛头晕 48 例(42.1%),吞咽困难 42 例(36.8%),声音嘶哑或构音障碍 30 例(26.3%),步态不稳 36 例(31.6%),偏身感觉障碍及肢体无力 45 例(39.5%)。术前 Karnofsky 生活质量评分(Karnofsky performance scale,KPS)为 72.5±8.3。

四、影像学表现

病人术前均行 CT 及强化 MRI 检查是非常必要的,对于一些预行术前栓塞及评价肿瘤血供病人,术前行 DSA 检查。通过肿瘤本身以及与脑干交界面 T_2 信号来预判肿瘤软硬度与脑干粘连程度以及有无脑干水肿。

对于真性基底位于颈静脉结节的病变,常常存在基底骨质增生,需要做 CT 骨窗明确骨质增生范围及程度(图 8-5)。

对于一些病变体积较大质地偏软的病变,肿瘤可包裹同侧椎动脉、小脑后下动脉甚至对侧椎动脉及基底动脉,此类肿瘤术前需行 CTA 或 DSA,明确病变与血管的位置关系。当优势侧椎动脉被肿瘤包裹的情况下,还须行球囊闭塞试验,了解对侧及前循环代偿情况(图 8-6)。

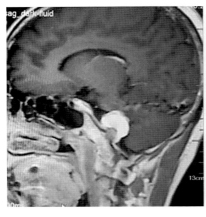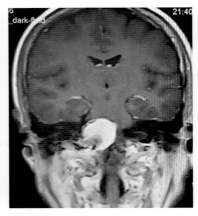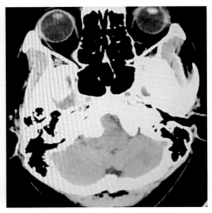

图 8-5　伴有颈静脉结节骨质增生的枕大孔脑膜瘤术前 MRI 及头 CT 表现

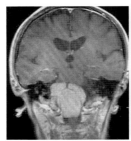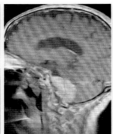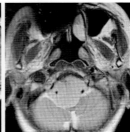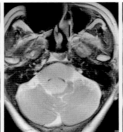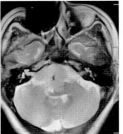

图 8-6　后循环血管被肿瘤包裹的枕大孔脑膜瘤

五、外科技术

建议经鼻腔气管插管。所有病人均采用侧俯卧位,术中常规监测面神经及后组脑神经肌电,体感诱发电位及脑干听觉诱发电位。

关于枕大孔脑膜瘤体位问题仍有争议,部分欧美学者选用坐位来进行手术,George 等认为坐位能减少颈静脉丛扩张,保证术野干净,但是丰富的椎旁静脉丛及髁导静脉将可能导致致命性的气栓。而侧俯卧位将乳突置于高点,能避免空气栓塞发生。术者和麻醉医师的经验对于手术体位的选择起到重要的作用。

对于背外侧型肿瘤采用枕下后正中入路,根据肿瘤不同生长方式将优势侧枕大孔缘下方和寰椎后弓扩大以利肿瘤暴露。部分病人可选择坐位手术。常用切口见图 8-7。

大多数腹侧型及腹外侧型肿瘤选择远外侧髁后入路。根据肿瘤生长方向,选择不同程度的 C_1 和 C_2 侧方磨除,将枕髁内侧缘少量磨除,如肿瘤位于腹侧且体积较小或骑跨椎动脉则需扩大枕髁磨除范围至外侧 1/3。

要特别注意椎动脉的保护,椎动脉水平段在椎动脉沟走行,周围有静脉丛环绕,严格骨膜下分离,将椎动脉松解移位后尽量咬除 C_1 侧方,使硬膜能够充分打开。

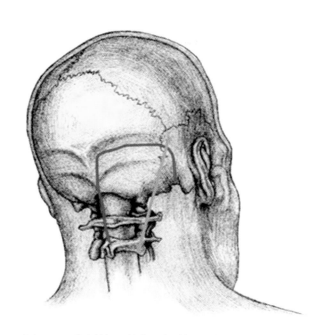

图8-7 常用的远外侧"拐杖型"切口及直切口示意图

对于向中斜坡及桥小脑角生长的肿瘤,选择扩大远外侧入路将横窦乙状窦交接部暴露。弧形剪开硬膜,确认齿状韧带及肿瘤与椎动脉、后组脑神经的关系,保护这些重要结构,将肿瘤基底血供烧灼控制后,分块切除肿瘤。

1. 肿瘤切除的步骤、要点 不管哪种类型的枕大孔脑膜瘤都需要仔细分离,由于操作空间狭小,常常无法首先完全阻断基底,因此必须一点点将肿瘤减容后再烧灼基底,减容以后形成了"肿瘤通道"才能进行基底的烧灼,由于后组脑神经的存在,肿瘤切除是在神经的缝隙内进行,而且烧灼过程伴随着颈部肌肉的牵拉,因此手术必须有足够的耐心,到达脑干界面后要调小双极电凝的功率,避免热传导对脑干的骚扰,减少术后并发症。

肿瘤切除前通常需要完成对椎动脉、后组脑神经和舌下神经的解剖定位。齿状韧带可以作为椎动脉的定位标志;顺着副神经颈支可以定位颈静脉孔和后组脑神经;舌下神经的定位以辨认舌下神经孔作为标志,常被肿瘤包裹,需仔细辨认。

上述诸结构构成的神经、血管间隙作为手术操作的间隙。我们通常先从诸间隙内离断肿瘤基底,期间分辨肿瘤的真性基底和假性基底。从真性基底的间隙内先完成减瘤操作,再将其他间隙内的肿瘤向真性基底所在间隙内牵出,即利用"肿瘤通道"。应尽量减少在不同间隙内反复进行减瘤操作,这样增加损伤邻近神经、血管的风险。

以图8-6所示病例为例,通过术中截图(图8-8)介绍一下此类肿瘤的切除步骤。

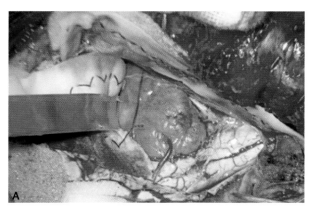
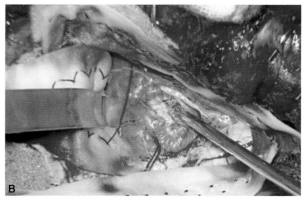

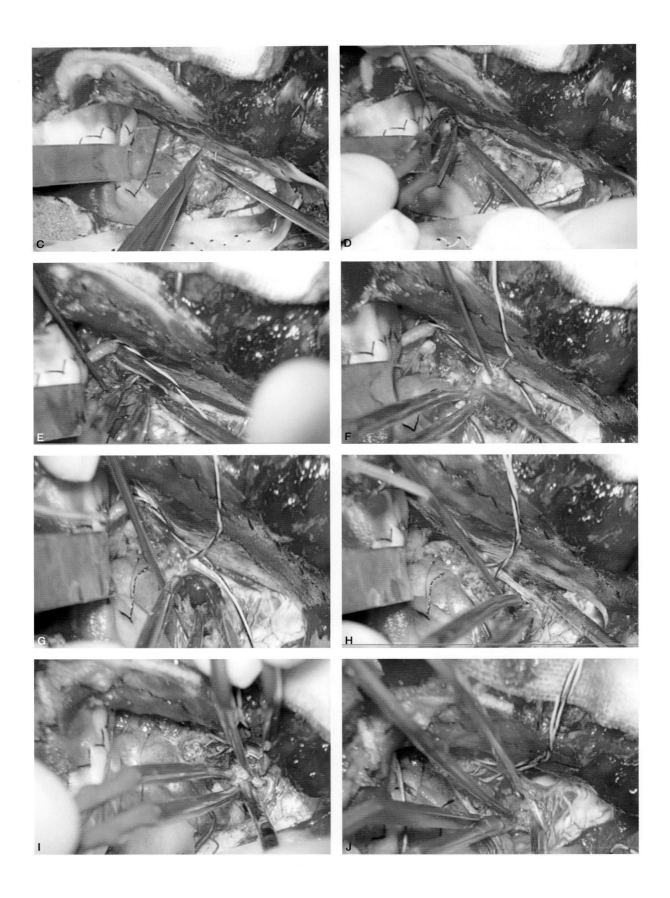

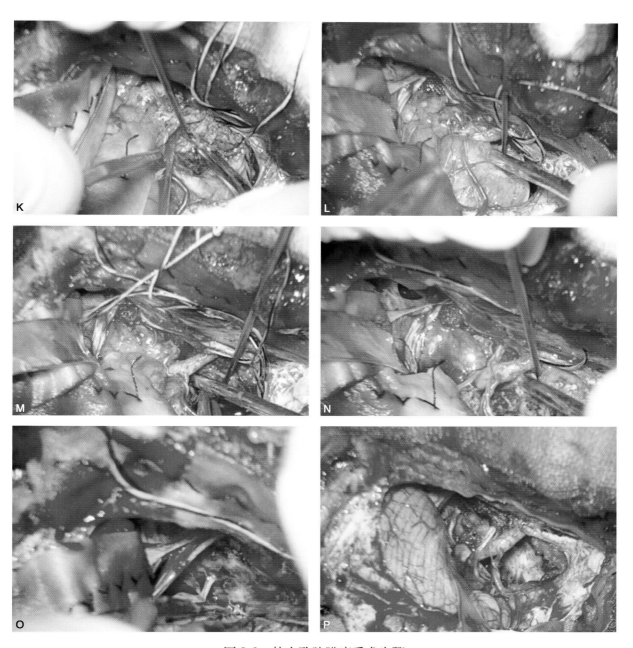

图 8-8 枕大孔脑膜瘤手术步骤

A. 显露肿瘤,辨认 PICA 及齿状韧带;B. 显露椎动脉入颅段;C. 剪断齿状韧带;D. 顺副神经定位颈静脉孔;E. 定位舌下神经孔及舌下神经;F. 顺 PICA 找到椎动脉发出端;G. 椎动脉下方处理肿瘤基底;H. 继续向下跨副神经颈支处理肿瘤基底;I. 肿瘤下极减瘤;J. 离断肿瘤位于中线的基底;K. 紧贴椎动脉和后下动脉一线向肿瘤下极方向减瘤;L. 将小脑后下动脉内侧的肿瘤向椎动脉下方间隙牵出并去除;M. 将椎动脉与舌下神经之间间隙内肿瘤向椎动脉下方间隙牵出并去除;N. 将经椎动脉与小脑后下动脉之间间隙突向脑干腹侧的肿瘤向椎动脉下方间隙牵出并去除;O. 在舌下与后组脑神经之间间隙颅底方向显露并保留展神经;P. 肿瘤切除术后,可见同侧展神经、后组脑神经、舌下神经、双侧椎动脉、基底动脉、同侧小脑后下动脉等结构均保留完好

2. 技术细节 枕大孔脑膜瘤手术争议最多的问题是腹侧及腹外侧型肿瘤手术中枕髁的磨除。为了扩大手术暴露,一些学者磨除 1/2 甚至 2/3 的枕髁,Arnautovic 等认为枕髁的磨除对于腹侧型枕大孔脑膜瘤的完整以及安全切除是必要的,在他们 18 例手术中,所有病人的 1/3~1/2 枕髁都被磨除,该研究并未出现颅颈不稳定性现象。相反,一些作者提出对于大多数枕大孔脑膜瘤来讲,枕髁的磨除是没有必要的,除非是一些位于腹侧的体积较小的肿瘤。在我们早期的一些病人,我们也将 1/3~1/2 的枕髁磨除来提高肿瘤暴露,随着手术经验积累,发现大多数腹侧及腹外侧肿瘤并不需要磨除枕髁或仅需少量磨除枕髁内侧缘即可,而随着肿瘤的切除肿瘤走廊不断扩大,为肿瘤暴露提供自身空间。对于腹侧的体积较小的肿瘤,枕髁内侧缘的磨除是必要的。

肿瘤与椎动脉的关系对于手术方案的制定以及病人预后密切相关。根据肿瘤与椎动脉的关系,枕大孔脑膜瘤又可分为椎动脉上型,椎动脉下型以及骑跨椎动脉型。椎动脉下型病人预后最好,本组病例中大多数肿瘤为椎动脉下型,椎动脉下型肿瘤手术中需根据肿瘤大小不同,将 C_1 侧方磨除。椎动脉上型的病人后组脑神经症状明显,术后应加强后组脑神经管理。骑跨椎动脉的肿瘤病人预后最差,应特别注意椎动脉以及后组脑神经的保护,硬膜剪开后通过齿状韧带是确认椎动脉入颅端,小心分离椎动脉周围肿瘤,分块切除,如果肿瘤与椎动脉粘连紧密,不应过度强求肿瘤全切造成不必要的神经功能损伤。

颅底重建技术;硬膜的水密缝合对于术后脑脊液漏的预防是必须的。

六、术后并发症及处理

术后病人返回 ICU 病房,保留气管插管至病人完全清醒,如果病人后组脑神经功能好,可在严密观测生命体征下拔出气管插管,如病人后组脑神经功能反应差则继续保留插管或选择气管切开术。对吞咽困难病人行鼻饲来确保病人营养。

枕大孔脑膜瘤病人围手术期管理对于提高病人预后非常重要。研究表明枕大孔脑膜瘤术后一过性后组脑神经障碍发生率约 8%~55.6%,呼吸障碍和吞咽障碍都会给病人带来致命性打击。Menezes 等认为气管插管在术后应保留 24~48 小时,只有咽反射恢复满意才能将气管插管拔出。我们也特别强调术后的气道和吞咽功能管理,术后气管插管至少保留 12 小时,术后第二天只有咽反射和咳嗽反射恢复理想,气管插管才能拔出。对于后组脑神经功能差的,应积极行气管切开术避免窒息。对于吞咽困难的病人,应行鼻饲来提供足够的营养,通过吞咽训练,所有病人都在术后 3~6 个月内恢复了正常饮食。

许多研究者认为脑脊液伤口漏是最常见的术后并发症,发生率约 16%~20%。本组中只有 7 例脑脊液漏的病人,除了严密缝合硬膜外,严密缝合肌肉及筋膜层等都可避免脑脊液漏。腰大池外引流可以缓解脑脊液伤口漏而促进伤口愈合。

由于枕大孔区复杂的解剖结构,复发肿瘤的手术难度远远超过了第一次手术的难度。天坛医院一组 114 例病人研究中,15 例病人有手术史,9 例病人还行 γ 刀放射治疗。经第二次手术发现 5 例肿瘤第一次手术未全切是因为肿瘤与脑干、椎动脉以及后组脑神经粘连紧密。其余 10 例二次手术病人，8 例可能是由于肿瘤暴露不充分而导致的，有 2 例病人肿瘤基本上并没有切除，可能是由于开颅中椎动脉损伤造成的。对于近全切除的肿瘤和复发较快的肿瘤可选择 γ 刀控制。

七、病例展示

病例 1：女性，50 岁，主诉"头痛、头晕 2 年，加重伴步态不稳、饮水呛咳及吞咽困难 3 个月"收入院。既往体健。入院查体：双眼水平眼震，右面部浅感觉减退，右耳听力减退，双侧咽反射减退，右上肢浅感觉减退，双侧共济运动差。入院诊断：枕大孔脑膜瘤。入院后充分术前准备，在全麻下行左侧枕下扩大远外侧入路肿瘤切除术。术后第七天拔除经鼻气管插管，术后两周出院。出院时左眼外展受限，保留鼻饲。鼻饲管出院后一个月拔除。病理：内皮型脑膜瘤。术前、术后头 MRI 见图 8-9，手术操作见视频 8-1。

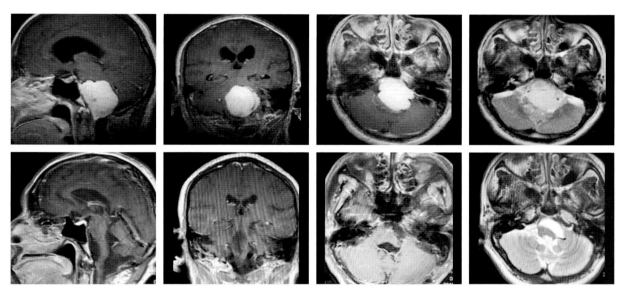

图 8-9　病例 1 病人术前（上排）、术后（下排）头 MRI

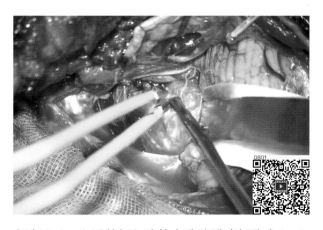

视频 8-1　左远外侧入路枕大孔脑膜瘤切除术（一）

病例2:女性,34岁,主诉"间断头晕伴恶心呕吐、视物重影5个月,右侧肢体乏力、麻木1个月"收入院。既往体健。入院查体:自行行走、站立不能,左眼辐辏、集合反射差,左侧面纹浅,H-B分级2级,左耳听力减退,左侧咽反射消失,右侧肢体肌力Ⅳ级,右侧肢体浅感觉减退,左侧共济运动差。入院诊断:枕大孔脑膜瘤。入院后充分术前准备,在全麻下行左远外侧入路肿瘤切除术。术后4天拔出经鼻气管插管,术后2周出院,出院查体:保留鼻饲管,左眼外展受限,左侧面纹浅,H-B分级2级,右侧肢体肌力Ⅳ级。出院后1周拔除鼻饲管。病理:分泌型脑膜瘤。该病例术前、术后头MRI见图8-10,相关手术操作见视频8-2。

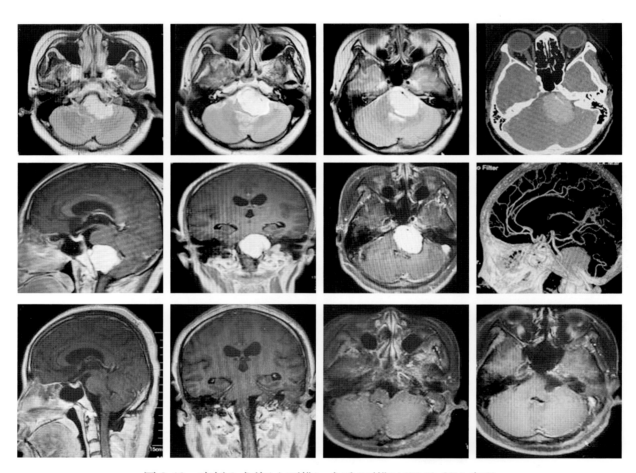

图8-10　病例2术前(上两排)、术后(下排)MRI及CTA表现

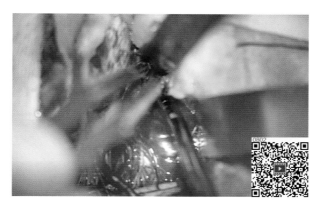

视频 8-2　左远外侧入路枕大孔脑膜瘤切除术（二）

（郝淑煜）

参考文献

［1］ BERTALANFFY H, GILSBACH J M, MAYFRANK L, et al. Microsurgical management of ventral and ventrolateral foramen magnum meningiomas[J]. Acta Neurochir Suppl, 1996, 65：82-85.

［2］ BRUNEAU M, GEORGE B. Foramen magnum meningiomas：detailed surgical approaches and technical aspects at Lariboisière Hospital and review of the literature[J]. Neurosurgical Review, 2008, 31(1)：19-33.

［3］ BORBA L A B, DE OLIVEIRA J G, GIUDICISSI-FILHO M, et al. Surgical management of foramen magnum meningiomas[J]. Neurosurgical Review, 2008, 32(1)：49.

［4］ GIORDANO M, DUGONI D, BERTALANFFY H. Improving results in patients with foramen magnum meningiomas by translating surgical experience into a classification system and complexity score[J]. Neurosurgical Review, 2019, 42(4)：859-866.

［5］ KANO T, KAWASE T, HORIGUCHI T, et al. Meningiomas of the ventral foramen magnum and lower clivus：factors influencing surgical morbidity, the extent of tumour resection, and tumour recurrence [J]. ActaNeurochirurgica, 2010, 152(1)：79-86.

［6］ SEKHAR L N, WRIGHT D C, RICHARDSON R, et al. Petroclival and foramen magnum meningiomas：Surgical approaches and pitfalls [J]. Journal of Neuro-Oncology, 1996, 29(3)：249-259.

［7］ 车晓明,徐启武,李泽福,等.枕大孔腹侧脑膜瘤的手术治疗［J］.中华医学杂志,2005,85(26):1855-1858.

［8］ 胡志刚,樊友武,王汉东,等.枕骨大孔区脑膜瘤的显微手术治疗［J］.中华神经外科杂志,2013,29(7):719-721.

［9］ 吴震,郝淑煜,张俊廷,等.显微手术治疗枕大孔区脑膜瘤［J］.中华神经外科杂志,2009,25(12):1061-1064.

［10］ ZHEN WU,SHUYU HAO,JUNTING ZHANG,et al. Foramen magnum meningiomas:experiences in 114 patients at a single institute over 15 years.［J］.Surgical neurology,2009,72(4):376-382.

［11］ ARNAUTOVIC K I,AL-MEFTY O,HUSAIN M. Ventral foramen magnum meninigiomas［J］.J Neurosurg,2000,92(1 Suppl):71-80.

［12］ MENEZES A H. Surgical approaches:postoperative care and complications "posterolateral-far lateral transcondylar approach to the ventral foramen magnum and upper cervical spinal canal"［J］.Childs Nerv Syst,2008,24(10):1203-1207.

索　引

图书在版编目（CIP）数据

颅底脑膜瘤外科手术精粹/张俊廷主编. —北京：
人民卫生出版社，2021.5
　　ISBN 978-7-117-31288-2

　　Ⅰ.①颅…　Ⅱ.①张…　Ⅲ.①脑膜瘤-外科手术
Ⅳ.①R739.41

　　中国版本图书馆 CIP 数据核字（2021）第 030700 号

人卫智网	www. ipmph. com	医学教育、学术、考试、健康，
		购书智慧智能综合服务平台
人卫官网	www. pmph. com	人卫官方资讯发布平台

颅底脑膜瘤外科手术精粹

Ludi Naomoliu Waike Shoushu Jingcui

主　　编：张俊廷
出版发行：人民卫生出版社（中继线 010-59780011）
地　　址：北京市朝阳区潘家园南里 19 号
邮　　编：100021
E - mail：pmph @ pmph. com
购书热线：010-59787592　010-59787584　010-65264830
印　　刷：廊坊一二〇六印刷厂
经　　销：新华书店
开　　本：889×1194　1/16　印张：12
字　　数：264 千字
版　　次：2021 年 5 月第 1 版
印　　次：2021 年 5 月第 1 次印刷
标准书号：ISBN 978-7-117-31288-2
定　　价：288.00 元

打击盗版举报电话：**010-59787491**　**E-mail：WQ @ pmph. com**
质量问题联系电话：**010-59787234**　**E-mail：zhiliang @ pmph. com**